Auf den Spuren der SCHAMANEN

Warum das alte Wissen zeitlos ist

Atma Shakti

ISBN: 978-3-96735-008-1

Inhaltsverzeichnis

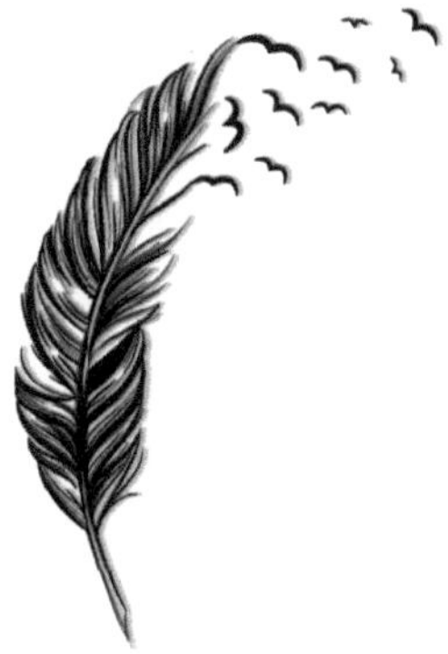

Manchmal laufen wir und bleiben auf einmal mitten auf der Straße erschrocken stehen. Wir fragen uns, was das alles soll, was wir hier tun, wohin uns der eigene Weg führen mag. Auf einmal breitet sich Kälte aus und die gesamte Umwelt um uns herum erscheint sinnlos und entleert. Wir sind von Bauten und Lärm umgeben und die Natur ist weit entfernt. Wir erblicken Menschen, die wie Schatten von einem Ort zum anderen hasten, die ihr Essen im Gehen verschlingen, die nach etwas streben, was sie nie vollständig befriedigen wird, und fühlen uns verlassen. Es mangelt an Liebe, Fröhlichkeit, Zufriedenheit und Lebensfreude. Um uns blinken Reklametafeln, die zum Konsum auffordern, die Zeit rennt und der eigene Herzschlag steht still.

An einem solchen Punkt angekommen, öffnet sich ein Loch unter uns, das droht, uns zu verschlingen. Wie Nietzsche sagte, müssen wir aufpassen, dass wir nicht zu tief in den eigenen Abgrund blicken, da er ansonsten zurückblickt. Schwierig wird das Ganze jedoch, wenn unsere gewohnte Gelassenheit nicht zurückkehrt. Wir können schmunzeln und sagen, dass uns so etwas nie passieren wird. Und dann befinden wir uns auf einmal mittendrin, denn solche Erfahrungen macht jeder irgendwann durch. Die einen früher und die anderen später.

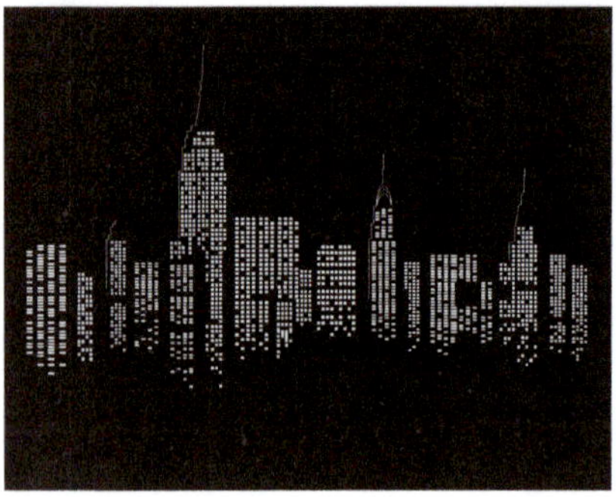

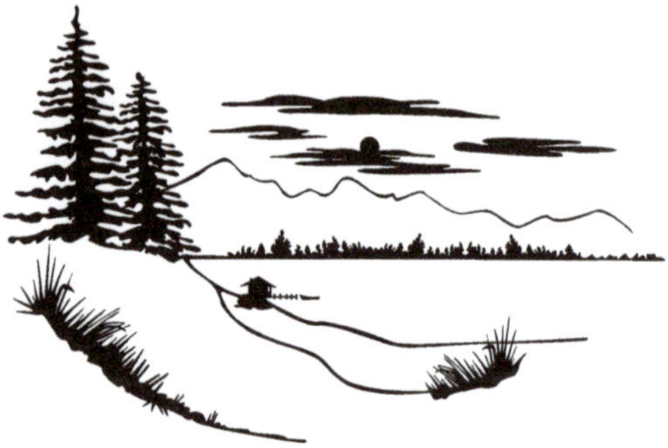

Die moderne Welt hat in vielerlei Hinsicht ihre Ruhe und innere Sicherheit verloren. Trotzdem bleibt die Sehnsucht bestehen, sich selbst und die Sicht auf die Dinge besser begreifen zu können und dem, was wir tun, einen Sinn geben zu wollen. Während Religion und Glauben für viele Menschen nebensächlich geworden sind, wächst das Interesse an Spiritualität weiter und liegt sogar im Trend. Der Ruf nach einem „Zurück zur Natur", nach Meditation, Yoga und Atemübungen, nach Massagetechniken und Heilmethoden jenseits der Schulmedizin wird immer lauter. Selbst Musik und Klänge fordern die Erkenntnis auf der Ebene der Übertragung und Schwingung neu heraus und haben ihre Basis dennoch, wie auch alle anderen Formen der Esoterik, in uralten Zeiten. Besonders im Schamanismus sind Klang und Rhythmus entscheidende Projektions- und Trancemittel.

Reisen ins Innere sind genauso wichtig wie überhaupt einen Glauben zu finden, der einen befriedigt und auch in schwierigen Zeiten hilft. So sehr sich der Mensch in einer rationalen Welt gegen die Metaphysik wehrt, hat im Grunde jeder seinen Glauben, selbst der Atheist, der eben seinen Glauben durch den Nichtglauben ersetzt. Ein Nichts gibt es in dieser Hinsicht nicht, und rationale Denkmuster bleiben ebenfalls nur spekulativ, wie auch die Wissenschaft Ansätze vertritt, die als allgemeingültig gelten, aber noch lange nicht den Anspruch auf absolute Wahrheit erheben können.

In gewisser Form klammert sich jeder an eine Vorstellung, die es ihm ermöglicht, Erkenntnisse zu sammeln und das Leben zu verstehen, selbst in den Barrieren, die rationale Erklärungen nicht zulassen. Man könnte das Denken in zwei Quadrate aufteilen, wobei die rationale Ebene die nichtrationale ablöst, während beide Felder gleichberechtigt nebeneinanderstehen. Jeder physikalische Gehirnprozess enthält gleichzeitig auch immer etwas, was jenseits der Messung und Berechnung liegt, so die Art und den Inhalt des Gedankens oder Traums. Zwar lässt sich rational erfassen, dass ein Mensch denkt und welche Organe und Körperprozesse dafür notwendig sind, worum sich der Gedanke jedoch dreht, ist nur in Gefühlskurven zu messen, nicht in einer Deutung des Erlebten.

Hier beginnt die nichtrationale Ebene, die eine rationale ergänzt. Denn dass sich das Denken im Moment der Messung um ein Thema dreht, ist dennoch der Fall. Gleiches gilt für unsere Träume, die schon viele zu entschlüsseln versucht haben. Ob nun eine Urenergie existiert, die sich immer gleich äußert und alles durchdringt, oder Archetypen, wie sie Carl Gustav Jung beschrieb, lässt sich nicht genau sagen. Viele Bereiche sind weiterhin unerschlossen und wirken doch in einer Kraft, die beeindruckend ist. Universell vorhandene Strukturen oder eine jenseitige Welt können dennoch nicht einfach wegdiskutiert werden.

In jedem Menschen liegt eine innere verborgene Quelle, auf die zurückgegriffen werden kann, um Energie und Kraft zu tanken. Auch werden wir oft durch etwas beschützt, das wir nicht erklären können. Die Entdeckung des Weges spielt in der Spiritualität eine genauso wichtige Rolle wie in den alten und bekannten Glaubensrichtungen. Was durch Meditation und

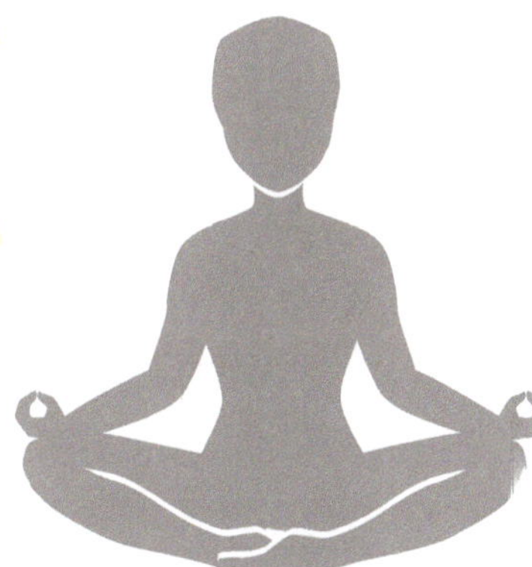

Kontemplation erreicht wird, kann auch durch Seelenarbeit, Visionen und Krafttiere bewirkt werden. Das Wissen aus der bekannten und diesseitigen Welt wird um das der jenseitigen bereichert. Transformation und Sinnsuche sind dabei vielseitig möglich und faszinieren durch die lange Tradition gerade im Bereich des Schamanismus. Hier geht es um eine Hilfestellung, die auch auf die Naturinstinkte und die Verbundenheit mit Tieren und Pflanzen zurückgreift. Wenn uns der Tanz schamanischer Stämme befremdlich vorkommt, staunen wir dennoch über die spirituelle Weite, die damit möglich ist.

Die Kraft aus dem Inneren und all das, was nicht auf Anhieb rational erklärt werden kann, bestätigen sich mehr und mehr und zeigen sich auch in der Medizin als neue Form des Fortschritts. Bekannt ist mittlerweile, dass sich mit einfachen Methoden die Selbstheilungskräfte aktivieren lassen und Krankheiten geheilt werden können, ohne dass chemisch oder chirurgisch auf den Körper eingewirkt wird. Verstärkt öffnen sich die Barrieren für die Alternativmedizin, die gleichfalls auf ältere Quellen zurückgreift und von der Schulmedizin akzeptiert und mit einbezogen wird. So viele Kulturen es gibt, so unterschiedlich haben sich die Vorstellungen und Glaubensrichtungen geprägt und verweisen doch häufig auf eine gleiche Ausgangsbasis, die nur verschieden interpretiert wurde.

Gegenüber bestimmten Ansätzen hinkt die westliche Welt immer noch hinterher und ist nicht mehr in der Lage, sich spirituell zu öffnen. Wie wichtig es jedoch ist, ganzheitlich zu denken und den Geist, den Körper und die Seele als eine Einheit zu betrachten, hat sich vielseitig erwiesen. Wie der Körper unsere Empfindungen beeinflusst, kann auch unser Geist den Körper kontrollieren. Methoden dafür stammen aus verschiedenen Kulturen, wobei sich gerade die bewährt haben, die in enger Verbindung mit der Natur und der Spiritualität stehen. Es ist wichtig, einer künstlichen Entfremdung wieder zu entkommen und zu den natürlichen Wurzeln zurückzufinden, die den Menschen auch als astrales und spirituelles Körperwesen ausmachen, weil dieser weit mehr als sein Körper und Verstand ist. Über die sichtbare Welt hinaus kann mit geeigneten Techniken sogar in andere Wirklichkeiten geblickt werden, in denen das Wunder und die spirituelle Kraft noch nicht verloren gegangen sind, sondern als Teil des Ganzen ist.

Schon immer gab es religiöse Phänomene, denen dabei eine besondere Bedeutung zukommt. Dazu gehört auch der Schamanismus, der weltweit starke Ausprägungen gefunden hat, seine Ursprünge in Sibirien und Zentralasien hat, aber auch bei den Indianern, Eskimos und anderen Naturvölkern zu finden ist. Er ist weit mehr als der vergängliche Glaube primitiver Stämme oder der Eintritt in die Welt der Geister durch bewusstseinsverändernde Substanzen. Verborgene Welten liegen nicht nur außen, sondern auch in uns selbst. Und an uns liegt es, ob wir sie entdecken oder leugnen.

Der Schamanismus bleibt dabei die Reise ins Innere und ermöglicht Ekstase und das Erkennen dieses Weges auf der Basis der Natur. Er verkörpert eine sehr alte Lebensweise und Heilarbeit mit verschiedenen Ritualen und Praktiken. Dem durch die Moderne schläfrig gemachten Urbedürfnis nach Selbstfindung, Harmonie und Naturverbundenheit wird hier neues Leben eingehaucht. Eine Lehre, die intensiv praktiziert werden kann, ist für jeden zugänglich. Das zeigt sich durch das starke Interesse und die Faszination, mit denen diese Heilpraktik gerade heute verwirklicht wird.

Schamanismus ist die spirituelle Auseinandersetzung und Reise in tiefere Bewusstseinsebenen. Dabei werden besondere Kräfte entfacht, die sich positiv nutzen lassen, sowohl für eigene Bedürfnisse als auch zur Hilfe und Unterstützung für andere. Ein Schamane, der seine Kräfte auf andere überträgt, vollzieht dabei eine Art Selbstopfer. Diese spirituell emotionale Übertragung ermöglicht Fürsorge und letztendlich auch Heilung, sogar wenn der Patient selbst nicht an die Möglichkeiten glaubt. Dafür stellt der Schamane sowohl seinen Körper als auch seinen Geist zur Verfügung.

In der westlichen Kultur sind die echten Schamanen natürlich seltener geworden, die uns in ihre Welt und in den Gebrauch typischer Zeremonien einführen. Zum Glück gibt es aber wichtige Schulen und Werke, die als Führer in einem modernen Dasein gelten können. Schon die Beat-Generation in den 50er Jahren hat sich literarisch und geistig von dieser Praxis lenken lassen, auch wenn hier eine Handvoll Drogen mit im Spiel war. Bekannte Größen und Philosophen wie Carlos Castañeda oder Mircea Eliade hielten ihre Erfahrungen in Sachen Bewusstseinsveränderung, innere Reise, schamanische Techniken der Ekstase und Rituale für die Nachwelt fest. Auch heute ist die Sehnsucht nach spiritueller Führung stärker als je zuvor und sendet ihren Ruf hinaus in die Welt.

Bei all dem soll auch dieser Ratgeber behilflich sein. Lasst uns gemeinsam auf die Entdeckungsreise in neue Welten gehen und den halluzinogenen Rausch durch echtes und natürliches Wissen ersetzen. Auch das kann ein kleiner Kampf gegen die zunehmende Kommerzialisierung, Rationalisierung und Entmystifizierung der Moderne sein. Denn geheime Ressourcen bleiben bestehen, ob wir nun daran glauben oder nicht. Ein Sprung in die Welt der Schamanen kann dabei Licht ins Dunkel bringen, und das im wahrsten Sinne des Wortes.

1. Der Schamanismus in seinen Ursprüngen

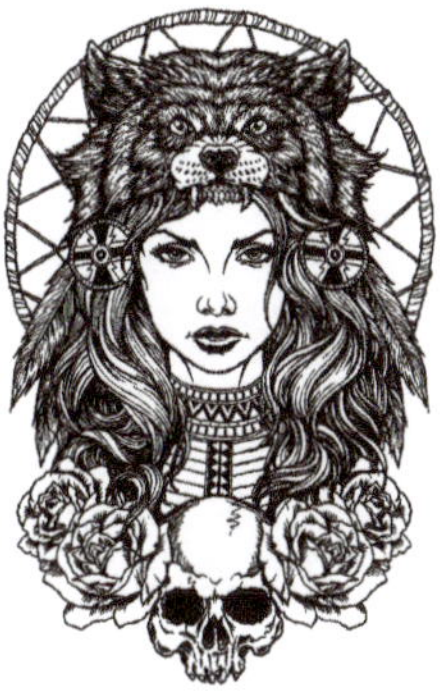

Das Phänomen Schamanismus genauer zu definieren, ist gar nicht so leicht. Einerseits handelt es sich um eine anthropologische Wortbildung, andererseits steht der Schamanismus auch immer als religionswissenschaftlicher und spiritueller Begriff und bezieht sich dabei auf den Glauben, die Rituale und die magischen und esoterischen Praktiken und Heilungen.

Im Sanskrit gibt es ein Wort, das den Asketen bezeichnet und „Sramana" genannt wird. Mit diesem ist der Begriff „Shaman" oder „Šamán" in etwa vergleichbar, der bei dem ostsibirischen Volk der Tungusen für „verbrennen", „verrückt" und für den Kontakt mit anderen Welten und Wirklichkeiten steht. Genauer ist ein Schamane immer „der Wissende" oder „der Sehende". Bezüge zur Wortschöpfung sind auch in China zu finden, wo z. B. die Hexe „sha-men" genannt wird. Bei den Tungusen steht die Wurzel „sam" für alle Gebärden, Tänze und Körperbewegungen, die der Schamane in seinen Ritualen und Reisen ausführt, wie das Wort im Sanskrit präzise auf die Strapazen und Anstrengungen der religiösen Übung verweist.

Die Wortherkunft bildet den Kern einer tieferen Bewusstseinsebene aller spirituellen Personen und leuchtet für sich, selbst in einer Zeit, in der das schamanische Wissen durch Modernität, Wissenschaft, Schulmedizin und Psychotherapie nach und nach verdrängt wurde. Das Authentische dieser einstigen Zauber- und Geisterwelt ist heute nur noch bei wenigen Naturvölkern zu finden. Umso wichtiger ist eine Wiederbelebung in der westlichen Kultur, ohne die Tiefe dieser spirituellen Ausrichtung zu verkennen.

Wir können davon ausgehen, dass der Schamanismus in Sibirien seinen Ursprung hat, auch wenn es bei vielen nativen Völkern ähnliche Ausprägungen gab und im Blick auf die Rituale und Götterverehrung viele Gemeinsamkeiten zu finden sind. Praktiken zur Heilung, Dämonenvertreibung und Sonnenanbetung sind natürlich schon älter als der Schamanismus selbst. Dennoch reflektiert das schamanische Ritual und Denken den Kern in ganz eigener Form.

Verehrt wurden Geisterbeschwörer und Zauberer, die in direktem Kontakt mit den Mächten des Jenseits standen und die gleichzeitig für die Harmonie der Gemeinschaft sorgten. Der Schamane war Berater, Heiler und Seher, während die Funktion sowohl Männer als auch Frauen übernehmen konnten. Er war der Vermittler zwischen den Welten und unsichtbaren Kräften, da er die Gabe besaß, alle Wirklichkeiten wahrzunehmen und in ihnen zu verkehren. Seine Einweihung war durch Traum, Verstümmelung und Initiationsriten geprägt, die eine eigene Geschichte erzählen.

Heute würde man diese Menschen Hexer, Zauberer oder Medizinmänner, in moderner Form auch Seelsorger oder Arzt nennen, wobei der Schamane auf eine beträchtliche Sammlung an Techniken und Methoden zurückgreifen kann, um die Gesundheit und das Wohlbefinden seiner Gemeinde zu erhalten. Die verschiedenen Wirklichkeiten, die er dabei voraussetzt, ermöglichen einen weiter gefassten Griff auf ein Repertoire übernatürlicher Gebräuche.

Ein Sprung in die ursprüngliche Materie und Vergangenheit

Als der Mensch begann, essentiellere Fragen zu stellen, die seine Existenz, den Sinn des Lebens und den Tod betrafen, erwachte eine neue Form an Bewusstsein. Da Erklärungen nur als Spekulation möglich sind, spielt bei solchen Hinterfragungen nicht nur der Verstand eine Rolle, sondern auch die Verbindung mit dem Unfassbaren und Möglichen. Schamanische Rituale und Techniken bauen auf diesen Voraussetzungen auf. Außersinnliche Erfahrungen führen dabei zu einem tieferen Verständnis und sind gleichzeitig auch für den Schamanen zu jeder Zeit neu und überraschend, so dass er weniger ein Medium ist als ein spirituell Suchender. Für ihn sind Mensch und Natur keine getrennten Einheiten, sondern bilden eine verbindende Welt. Der Mensch ist die Natur und diese ein lebendiger Organismus. In dieser sind auch Pflanzen, Steine und Tiere, Flüsse und Gegenstände beseelt. Das wiederum ermöglicht ein tieferes Verständnis und auch die Heilung durch die Natur. Wenn der Schamane sich selbst heilt, heilt er gleichzeitig die Erde. Wenn er andere heilt, schenkt er ein Stück seiner selbst.

Kulturell gesehen haben sich solche Praktiken fast überall ähnlich durchgesetzt, da die von heute gewohnten fortschrittlichen Methoden bei den nativen Völkern komplett fehlten und der Kontakt zur Natur weitaus intensiver war. Alles, was bestand, wurde frei interpretiert und nach eigenem Ermessen erklärt. Götter und Geister hatten für die Völker eine gleiche

Bedeutung wie das reale Leben und die Menschen. Ebenso wichtig waren Tiere und Pflanzen, die als Symbol und Schutzgeist fungierten.

Die Menschen selbst waren Sammler und Jäger, teilweise tierhaft und primitiv. Das zeigt sich auch in den Initiationsritualen und Einweihungspraktiken, die oftmals sehr grausam waren und in Verbindung mit Träumen und Wahnsinn standen. Dabei wurde die höhere Ebene des Göttlichen und Heiligen nie vernachlässigt. Schamane wurde derjenige, der durch eine Krankheit zum Heiler der Krankheiten wurde, indem es ihm gelang, sich selbst zu heilen. Das Ritual beinhalte den Tod als Zerstörung des menschlichen Lebens und die Auferstehung zum Heiler und Zauberer. Vergleichbar ist das mit dem Phönix aus der Asche, eines der wichtigen Totemtiere. Es gilt, die alte Hülle als Mensch abzustreifen, und die neue des Heilers anzunehmen. Dafür setzten sich die Auserwählten der Wildnis aus oder ließen sich kopfüber aufhängen.

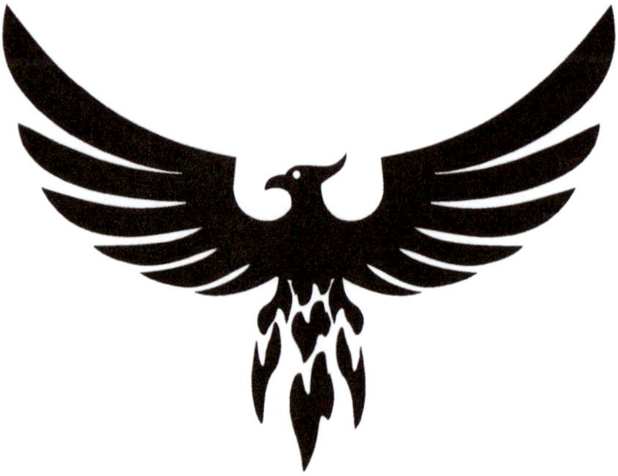

Zwar konnten sich viele Naturvölker teilweise isoliert in ihren Ritualen erhalten, dennoch griff die Veränderung und Zeitentwicklung vielerorts um sich. Allmählich wurden die Völker auch sesshafter und siedelten sich in bestimmten Gebieten an. Das veränderte ihr gesamtes soziales Leben und förderte das Vermischen der Kulte. Mit der Zeit wurde der Schamane dann durch Priester und schließlich durch Ärzte abgelöst. Bei Nomaden dagegen behielt der Schamanismus seine Präsenz in von der modernen Welt unbeeinflusster Form über einen längeren Zeitraum bei.

Heute fällt unter den klassischen Schamanismus die Vorstellung einer Ober- und Unterwelt und Besiedlung durch Götter, Geister und Mythen, wobei es keine eigenständige Religion, sondern vielmehr ein Geflecht aus verschiedenen religiösen Einflüssen bleibt. Ein wichtiges Merkmal ist dabei der Zustand der Ekstase oder Trance, der den Zugang zu anderen Welten gestattet und damit die Selbstfindung, Heilung oder Hilfe.

Dieser kann unterschiedlich herbeigeführt werden und erlaubt dann die Reise in andere Sphären und ins Jenseits. Während der Schamanismus auf das nordöstliche Eurasien als Ausgangsquelle reduziert wird, zeigen sich ähnliche Praktiken aber auch in nord- und südamerikanischen Ländern und Kulturen. Daher stimmt die Zuordnung Eliades, der von einer archaischen Ekstase-Technik gesprochen hat, die vielseitig Anwendung fand, auch in Afrika oder Ozeanien. Entscheidend für die sibirischen Schamanen bleibt jedoch ihre soziologisch-religiöse Zentralstellung innerhalb einer Gemeinde. Die Grundtechniken und Rituale sind zwar einfach, erfordern jedoch bei richtiger Ausführung Engagement, Selbstdisziplin und vor allen Dingen Hingabe.

Ein Schamane ist sich seiner Verantwortung immer voll bewusst. Für ihn gibt es keine Grenzen, so dass selbst mystische Tiere oder Vorstellungen als wirklich betrachtet werden. Eine innere Berufung ist dabei genauso wichtig wie das Verschmelzen der Ebenen zwischen dem Profanen und Heiligen, dem Traum, der spirituellen Ebene und der Wirklichkeit. Der Weg zum Schamanismus ist ein Weg der Krise und leidvollen Erfahrung. Der Prozess kann dabei auch ganz gegen den Willen des Schamanen stattfinden, während die Findung dann das eigentliche Wesen ausmacht. Die Absonderung aus der Welt, um eine andere zu betreten, ist ebenfalls schmerzhaft. Oft hat der Schamane dabei auch Eingebungen über den eigenen Tod oder sieht diesen durch die Aufhebung der bekannten Realität und Identität als wirkliche Zerstückelung. Im Schamanismus kann ein Lehrer den Schüler führen und in die Techniken einweihen. Die Erfahrung selbst muss dann jedoch jeder für sich machen. Wer dazu berufen ist, wird es früher oder später einfach merken oder mitgeteilt bekommen.

Für den Zustand der Trance, die für den Antritt einer Reise in andere Ebenen entscheidend ist, bleibt die Welt in drei Bereiche aufgeteilt. Der mehrschichtige Kosmos besteht aus Himmel, irdischer Welt und Geisterwelt, die über eine Weltachse verbunden sind. Neben der Wirklichkeit existieren daher weitere Realitäten, die gleichberechtigt vorausgesetzt werden und weder eine gute noch bösartige Seite repräsentieren. Gleiches gilt für die Seele, die einen eigenen Raum einnimmt. Sie kann mit der Unterstützung von Tiergeistern in die verschiedenen Welten reisen. Dafür gibt es Zeremonien und Techniken, um die Trance einzuleiten und den Zugang zu anderen Ebenen zu öffnen.

Im ursprünglichen Schamanismus in Sibirien galt die Geisterwelt als Begegnungsmöglichkeit mit Toten und Ahnen. Jede Sphäre, die dabei betreten wird, benötigt die Führung durch Schutzgeister. Bekannt sind die Krafttiere im Schamanismus, deren Bedeutung jedoch weit darüber hinausreicht. Der Zustand der Trance benötigt Techniken, die nicht nur als Rausch erfolgen, sondern auch durch Tanz, Gesang, Klang und Rhythmus erreicht werden. Auch ist Schutzkleidung für den Eintritt in andere Welten notwendig, so Masken oder der Schamanenmantel.

Ursprünglich und auch heute noch hat die Reise immer eine Aufgabe, sei es, um Wissen zu sammeln, Hilfe zu leisten oder Toten zu begegnen. So konnten sich die primitiven Völker auf Kriege und Änderungen vorbereiten, Krankheiten bekämpfen oder das Wohlbefinden der Gemeinschaft steigern. Man glaubte an den Diebstahl oder Verlust der Seele, wenn ein Mensch krank war. Dem Schamanen oblag es dann, den Raub rückgängig zu machen und die Seele in der anderen Welt zu finden und zu seinem Besitzer zurückzuführen. Das geschah durch Rituale und Trance und hat auch heute noch den gleichen Sinn, wenn es hier auch mehr um ein Hantieren mit Energien geht.

Sibirien als Basis und Ausgangspunkt für den Schamanismus bestätigt sich durch eine schon vor langer Zeit ausgeprägte kulturelle Differenzierung aller dort lebenden Völker. Sammler und Jäger ergänzten sich durch Bauern und Hirtenvölker. Auch standen die Völker abseits europäischer Einflüsse, während Zentral-, Vorder- und Ostasien die dortigen Glaubensrichtungen prägten. Starke Einflüsse hatte der Buddhismus, der von mongolischen Stämmen dann im 8. Jahrhundert nach Zentralasien gebracht wurde. Auch die Burjaten wurden von diesem in ihrem Alltag bestimmt, wobei sich die schamanischen und buddhistischen Vorstellungen vermengten. Das komplexe religiöse System schuf den Glauben an Hilfsgeister und Parallelwelten, wobei Hymnen, Gesänge und Gebete die Ekstase einleiteten. Neben der Aufgabe einer Heilung sind auch die Wahrsagung oder das Hellsehen Teil der Praxis.

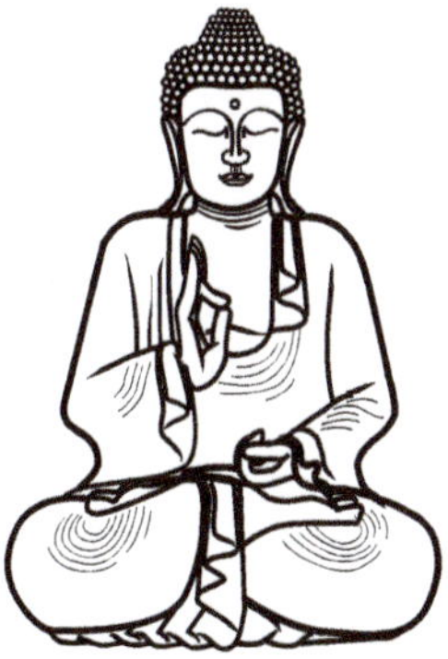

Schamanismus reicht entsprechend auch in der traditionellen Form über das Sprechen mit Geistern hinaus. Die spirituellen Praktiken wurden von sibirischen, mongolischen und auch nordamerikanischen Stämmen entwickelt. Heute ist die Ausrichtung ganzheitlich und zeitlos, da auch Therapieansätze in einen zeitlosen Raum übertragen werden und das lineare Zeitempfinden aufgelöst werden soll. Der Himmel als Oberwelt und die Erde und Geisterwelt als Unterwelt vereinen sich im Geist, in der Zeit und im Raum, so dass der Prozess der Findung und Heilung ausschließlich spirituell stattfindet. Dabei betritt der Schamane die Unterwelt wesentlich häufiger als die Oberwelt.

Erstaunlich bleibt im Rückblick auf die kulturelle Entwicklung, dass schamanische Rituale, Reisen und Praktiken sich bei den primitiven Völkern glichen, auch wenn diese durch Kontinente und Ozeane getrennt waren und so zu der damaligen Zeit nichts voneinander wissen konnten. Auch die Lebensweisen unterschieden sich, während Seher oder Heiler immer die Aufgabe der Führung übernahmen. Anders als bei einem Guru oder Lama hat der Schamane jedoch nie eine übergeordnete Rolle und ist ausschließlich auf seine Arbeit festgelegt. Im Gegenteil nimmt er aktiv am Leben seines Stammes teil und übt seine Kunst lediglich nebenbei aus. Als Einziger ist er in der Lage, den Bewusstseinszustand zu wechseln und Geister zu beschwören. Der Vorgang ist dabei nicht einmal immer sichtbar, sondern kann auch unscheinbar stattfinden, ohne dass Außenstehende die Trance bemerken. Der schamanische Bewusstseinszustand geht selten mit einem Bewusstseinsverlust oder mit einem komatösen Zustand einher. Während der Bewusstseinsreise ist daher auch Klarheit möglich, ebenso das Erinnern an das Erlebte.

2. Moderner Schamanismus

Eine Frage, die sicherlich auch in der modernen Zeit wichtig bleibt, ist die, die sich um die Wirklichkeit und um die wahre Bewusstseinsebene dreht. So einfach lässt sie sich gar nicht beantworten. Wir gehen zwar davon aus, dass der Wachzustand und Alltag die Realität sind, Schlaf dann in den Traum führt und ansonsten alle anderen Zustände nur Verwirrung, Halluzination oder Rausch bleiben, eine einschneidende Erfahrung bleibt der Wechsel jedoch, wenn auf einmal Abweichungen vom Bekannten auftreten, die nicht immer auch eine Erklärung ermöglichen. Ein Schamane akzeptiert verschiedene Bewusstseinszustände, wie sie ein anderer ablehnen mag. Zwar unterliegen diese eigenen Begriffen, wobei auch Zeit und Raum aufgehoben sind, trotzdem ist das Verständnis für eine nicht reale Welt gegeben.

Oft führt der moderne Weg in den Schamanismus über die Erfahrung eines außergewöhnlichen Ereignisses oder einer Verschiebung der Realität. Wer noch nie einen anderen Bewusstseinszustand erlebt hat, wird für diese Welt kaum offen sein, das Ganze vielmehr als befremdlich empfinden und sogar als unsinnig abtun. Das liegt auch daran, weil wir gerade in der westlichen Welt lernen, dass nur der wirkliche Alltag zählt und andere Zustände

Verminderungen dessen sind und damit falsch. Assoziationen werden sofort mit Drogen und psychedelischen Substanzen gemacht. Dabei ist auch im nüchternen Zustand jede Wirklichkeit so wahr, wie wir sie empfinden, und niemals gleich, denn jeder sieht sie anders. Schon hier kann von einer konkreten Wirklichkeit nicht die Rede sein. Das „Ding an sich", wie Kant es sich zu erklären versuchte, bleibt hinter allem existent und undurchschaubar, während die Welt Erscheinung ist.

Darüber hinaus hat auch das menschliche Gehirn ganz natürlich die Möglichkeit, bewusstseinsändernde Hormone und Drogen freizusetzen, z. B. um Schmerz zu reduzieren oder auf das Unterbewusstsein zugreifen zu können. Und bei erkrankten Menschen ist dann der veränderte Bewusstseinszustand der wirkliche und normale, weil sie ihn so empfinden. Daher gilt es, die westlich fehlende Toleranz wieder etwas anzupassen. Auch Glück oder Musik sind ein Rauschzustand oder der Erfolg bei der Arbeit oder im Sport. Hier lässt sich allmählich ein Verständnis dafür gewinnen, wie der Schamane die Welt sieht und in den Bewusstseinszuständen agiert. Gegenüber dem Traumzustand kann der schamanische Zustand jederzeit kontrolliert und willentlich gelenkt und beeinflusst werden.

Nach heutiger Auffassung lässt sich der Schamane von einem Besessenen dadurch unterscheiden, dass er seine eigenen Trance-Visionen und Geister zu meistern versteht. Er muss sich entsprechend nicht in den Geist verwandeln oder seinen Körper zur Verfügung stellen, sondern nimmt die direkte Verbindung mit ihm auf. Das ist, wie bereits erwähnt, durch den Trancezustand möglich. Dieser gestattet auch das Erkennen von krankheitsauslösenden Wesensarten, die der Schamane dann aus dem Körper saugt, während er dem Patienten einen wirklichen Gegenstand präsentiert, gleichzeitig aber weiß, dass der nichtmaterielle das eigentliche Problem ist.

Es geht darum, die verlorene Seele zurückzuführen oder die bedrohliche Wesensart im Körper als immaterielle Form zu entfernen. Daher ist der Schamane immer ein Mensch, der in einen anderen Bewusstseinszustand eintritt und dort mit einer verborgenen Wirklichkeit in Kontakt tritt, in der er Wissen und Hilfe erhält, die er als Heiler anwenden kann.

Für den Zugang in die andere Welt sind bestimmte Voraussetzungen notwendig, ebenso Kenntnisse, was zu tun ist. Dazu stehen dem Schamanen auch Schutz- und Hilfsgeister zur Verfügung. Der Eintritt ist dabei nie nur Spielerei oder reine Ekstase, sondern hat einen ernsthaften Hintergrund. Möglich ist so, eine gesundmachende Lebenskraft zu erneuern oder schädliche Stoffe und Kräfte aus einem Körper herauszuziehen. Dazu muss der Schamane den Weg kennen, wo er Hilfe in der anderen Welt findet, und auch wissen, was er dem Patienten für seine Genesung empfiehlt. Solche Methoden sind natürlich in der westlichen Welt schwieriger anzuwenden und benötigen ein tieferes Verständnis.

Auch wenn diese Art „Wissenschaft" nicht messbar ist, hat sie häufig in therapeutischen Ansätzen erstaunliche Erfolge erzielt. Eine Wahrnehmung ist immer leiblich und bleibt an den Körper gebunden, während sich jedoch Raum und Zeit auflösen oder verändern können. Gegenüber anderen Heilkonzepten arbeitet der Schamanismus als Therapie mit einer äußeren Hilfe und leitet den Heilprozess nicht von innen her ein. Das macht es für manche Menschen leichter, sich auf das Verfahren einzulassen. Die Heilung findet sozusagen in einer Art mystischem Raum statt, den nicht der Kranke, sondern der Therapeut betritt. Dieser richtet seine Wahrnehmung auf die andere Welt, ohne die Zeit zu berücksichtigen, die sich dort auflöst. Der heilige Raum bewahrt seine Geheimnisse sorgsam und teilt sie dann mit, wenn sie benötigt werden. Von außen ist die Prozedur nicht einsehbar, sondern findet hinter den Augen des Schamanen statt, der dabei auch sein Verhalten auf das Finden des Gesuchten ausrichtet. Das kann völlig normal oder wild und ausgelassen sein.

Oft verglichen wurde der Wechsel in die andere Welt wie ein Versinken in den Erdboden oder wie das Eintauchen in Wasser. Die Ober- oder Unterwelt, die der Schamane betritt, ist von Geistern bevölkert, die dann zum einen Begleiter, aber auch immer Beschützer oder Ratgeber sind. Der Schamane aktiviert diese Kräfte und nutzt sie entsprechend. Für den westlich denkenden Menschen ist dieser Teil schwierig nachzuvollziehen, während die Wirkung dagegen deutlich zu spüren ist. Gegenüber anderen Therapieformen tritt eine schamanische Heilung abrupt und plötzlich ein und ist ein einmaliges Ereignis für das jeweilige Problem. Es geht weniger um eine Hinführung zur Selbsterkenntnis als um die direkte Hilfe von außen. Pflanzen, Naturkräfte und Geister sind Teil des Prinzips und der Behandlung. Manchmal ist es schade, dass sich der Glaube an eine externe Intelligenz teilweise verflüchtigt hat.

Allgemein ist über den langen Zeitraum, in dem der Schamanismus existiert, viel an Wissen verloren gegangen. Daher unterscheidet sich der klassische Schamanismus sehr stark vom Neo-Schamanismus als moderne spirituelle Bewegung, die auch Konzepte vermischt und erweitert. Der Neo-Schamanismus kam erst in den späten 60er Jahren auf, als das Interesse an den Naturvölkern wiedererwachte und selbst in der Kunst einen neuen Ausdruck fand. So sammelte Picasso z. B. alte Holzmasken und stellte diese in seinen abstrakten Bildern auch dar. Andere taten es ihm gleich oder beschäftigten sich tiefer mit den alten Kulturen und Praktiken. Die Sehnsucht nach einem Ausweg begründete sich auf dem Protest gegen eine beschleunigte, zerstörende, naturentfremdete, rationalistische und patriarchalische Kulturentwicklung. Es ging darum, sich selbst zu befreien.

Der Mensch wollte zurück zu seinen Wurzeln, der Hektik entkommen und eins mit der Natur werden, was auch in der heutigen Zeit ein großes Anliegen ist. Das wiederum förderte soziale Utopien, ein stärkeres Interesse an bewusstseinserweiternden Substanzen und Techniken, den Hang zur Naturmystik und die New-Age-Bewegung. Viele haben darübergeschrieben, so Aldous Huxley, Ernst Jünger oder William S. Burroughs. Die Wiederentdeckung des Schamanismus war Teil dieser Entwicklung. Auch Rousseaus „edler Wilder" erwachte zu neuem Leben, wobei deutlich sichtbar wurde, dass Völker, die im Einklang mit der Natur lebten, eine bestimmte Form an Weisheit und Wissen bewahrt hatten, während die technisierte Welt neue Richtlinien setzte und spirituelle Erkenntnisse verpönte und ablehnte. Die Rituale indigener Stämme wurden daraufhin neu kombiniert und auch vermischt, entsprechend auf die westliche Lebensform und Ansicht abgestimmt.

Der Neo-Schamanismus ist eine sehr komplexe und dynamische Bewegung, die auch den Umweltschutz mit einbezieht und sich das Vorbild einer erd- und naturverbundenen Weltanschauung nimmt. Vorreiter war u. a. der Ethnologe und Dichter Carlos Castañeda, der durch die Begegnung mit einem Indianer und durch die Einnahme von Drogen und Pilzen in die geheimen Lehren des Schamanismus eingeweiht wurde, wobei das Werk teilweise sehr wissenschaftlich aufgebaut ist, auch wenn es sich hinterher als Fiktion herausgestellt hat. Ähnlich populär war das Buch „Der Weg des Schamanen" des Anthropologen Michael Harner, der das Amazonasgebiet erforschte und für den Schamanismus seine Universitätslaufbahn aufgab.

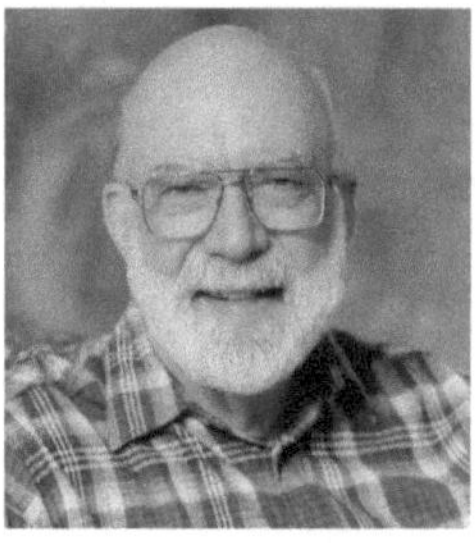

Auch Harner wurde von Indianern auf den schamanischen Weg gebracht und in die Rituale eingeweiht, die er dann der westlichen Welt vermitteln wollte. Gegenüber Castañeda war Harner wirklich in den Gebieten, die er beschreibt, und hat das Ganze als Praxis weitervermittelt. Sein Buch ist auch für moderne Anhänger immer noch eine Quelle der Inspiration und dazu spannend geschrieben, z. B. wenn er von dem Dorf Macas erzählt, wo ein Stamm so isoliert von der Außenwelt lebte, dass Rituale und die Jagd mit Blasrohren noch bis in die ersten Jahrzehnte des 20. Jahrhunderts andauerten und Legenden und Mysterien die Runde machten, in denen Geisterpferde mit rasselnden Ketten auftauchten, obwohl die Ureinwohner Pferde noch gar nicht kannten. Dort trank er mit den Eingeborenen gemeinsam Tee, der Euphorie auslöste und leicht benebelt machte. Dort wurden seine Visionen mit echten Erlebnissen untermalt.

Er konnte im Nachhinein die Begegnung mit den Ahnen und Vorfahren nicht mehr leugnen. Sein Weg zum Schamanen war damit bestimmt. Von anderen Indianergruppen lernte Harner dann, Schamanismus ohne bewusstseinsverändernde Substanzen zu praktizieren, um ihn westlichen Menschen näherbringen zu können. Er bediente sich der berühmten Trommel.

Aus diesen neu entfachten Interessengebieten ergab sich der Neo-Schamanismus, ist jedoch weiterhin kein homogenes Feld, das einheitliche Methoden und Konzepte aufweist. Das macht es auch Pseudo-Esoterikern einfacher, ihre Praktiken und Heilungsmöglichkeiten zu vermarkten.

Auch wenn einige Neo-Schamanen den Sinnsuchprozess als schmerzhaft und leidvoll wahrnehmen oder durch depressive Zustände in die Materie finden, was nur noch andeutungsweise an die Rituale der klassischen Initiation erinnert, ist der Weg heute grundsätzlich nicht mehr unfreiwillig und langwierig, sondern leicht und unkompliziert. Seminare, Sitzungen, käuflich erworbene Bewusstseinserweiterung und Trancepraktiken lösen den strapaziösen Weg durch Selbstverlust, Todesangst, Tanz, Trommel und echter Trance und Ekstase ab. Der Klang der Trommeln kommt als MP3 und führt dann nicht mehr in Jenseitswelten, sondern soll die Harmonie und das Gleichgewicht zwischen Mensch und Natur oder Körper und Seele herstellen. Oftmals wirken Praktiken des Neo-Schamanismus auch esoterisch-synkretistisch in ihrem umstrittenen Gaia-Ruf, der Chakralehre, Kristallarbeit und in den Zeremonien in den Schwitzhütten. Dabei werden auch Methoden kombiniert, z. B. Tantra, Tao und Massagetechniken.

Das alles kann kritisch betrachtet werden, bleibt jedoch eine Alternative zur Schulmedizin und Psychotherapie. Oft zeigt sich, dass der Glaube an eine Sache tatsächlich den Heilungsprozess beschleunigt oder dass wir geistig Macht auf unseren Körper und seine Funktionen ausüben können. Besonders Krisenmomente können durch neo-schamanische Konzepte besser bewältigt werden. Auch ein moderner Schamane nutzt Krafttiere, fungiert als Heiler und versucht, Hilfe zu leisten. Da Zeit und Raum in der anderen Welt keine Rolle spielen, geht das sogar über das Telefon oder Internet.

Problematisch bleibt dabei, dass ein westlich denkender Mensch anders handelt und fühlt als z. B. ein Indianer, der Götter und Tiersymbole für real hält. Solange wir entsprechend mit unserem erworbenen Wissen in westliche Ansichten verhaftet bleiben, ist auch kein Schritt in höhere Bewusstseinsebenen möglich. Gleiches gilt für das verringerte Zeitbudget und die überall vorherrschende Hektik und Eile. Zwar mag man dem entfliehen wollen, was verständlich ist, jedoch ist ein kurzzeitiger Ausflug in den Schamanismus nicht möglich, geschweige denn ein Findungsprozess, der auf 30 Minuten Seminarzeit verkürzt wird.

Es ist schwierig, aus einer Welt zu flüchten, die nach der geistigen Entspannung wieder zurückkehrt, oftmals lauter und nervenaufreibender als zuvor. Dafür braucht es tiefere Kontemplation und Erkenntnis über sich selbst. Auch kann niemand, der westlich geprägt ist, seine Einstellung zu Welt, Sein und Leben verleugnen oder verdrängen und durch eine neue Wahrnehmung ersetzen.

Die Lehrzeit traditioneller Schamanen war durch eine gefahrvolle Reise geprägt. Sie setzten sich dem Kampf mit der Wildnis aus und wurden nur das, was sie waren, weil sie überlebt hatten. Die leicht verdaulichen Konzepte eines modern aufbereiteten Schamanismus sind daher noch einmal neu zu hinterfragen. Wenn es um die Suche nach dem eigenen Krafttier geht, hilft weniger eine gelegte Symbolkarte als die wirkliche innere Vertiefung und Auseinandersetzung mit sich selbst. Es ist sinnvoll, sich eingehender mit der Materie zu befassen, als auf Scharlatane zu hören, die Weisheit und Heilung in Dosen verkaufen wollen und die Geldtrommel rühren.

3. Grundzüge des Schamanismus

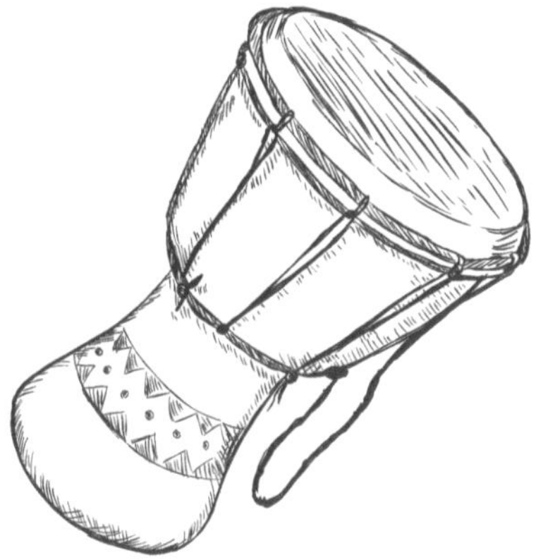

Das Echte vom Falschen zu unterscheiden, ist jedoch relativ einfach. Es erfordert zwar einen enthusiastischen Sprung in die Materie und die tiefere Auseinandersetzung mit dem Thema, erlaubt dann aber eine konkrete und geeignete Herangehensweise, die auch bei der eigenen Sinnsuche hilft. Schamanismus ist eine spirituelle Ausrichtung, aber auch die Fähigkeit, mit dem Herzen oder dem höheren Stirnauge zu sehen, das als drittes Auge bezeichnet wird und als Öffnung die spirituelle Erkenntnisfähigkeit steigert. Es gilt, nicht mit dem Verstand zu arbeiten, sondern mit den nichtrationalen Ebenen zu jonglieren, wofür natürlich erst einmal die Bereitschaft da sein muss. Der Verstand in seiner Funktion bleibt begrenzt, während der Geist offen und mit allem verbunden ist. Ein Schamane nutzt diese seelische und sich von der Wirklichkeit unterscheidende Barriere über eigenständige

Rituale, Gesang, Rhythmus und Techniken. Wenn wir nun unsere Faszination für den Schamanismus dadurch ausdrücken möchten, die Methoden einfach nachzuahmen und zu übernehmen, ohne dass der kulturelle Hintergrund einbezogen oder die tiefere Bedeutung der Verinnerlichung und Selbstfindung erfasst werden, stoßen wir als westliche Menschen schnell an die eigenen Grenzen.

Betreten wir dennoch gemeinsam einen Traum, der neue Bewusstseinsebenen öffnet. Das Einnehmen einer psychedelischen Droge haben viele beschrieben. Dabei gibt es ähnliche Erlebnisse, die besonders an das Gefühl heranreichen, zu sterben und neu zu entstehen.

Viele Erfahrungen werden als gefährlich vorausgesagt und erfordern Mut und Kraft. Der Körper wird starr und unbeweglich, der Geist dagegen leuchtend hell und in seine verschiedenen Dimensionen eingeteilt. Bewusst nehmen wir auf einmal unser Sehen, Fühlen und Hören wahr oder können Empfindungen über andere Sinnesorgane vertauschen. Eine Begegnung mit Geistern, Dämonen, Reptilien und Schlangen ängstigt uns zu Tode, während wir uns gleichzeitig zu ihnen hingezogen fühlen oder wahrnehmen, dass sie ein Symbol für etwas sind.

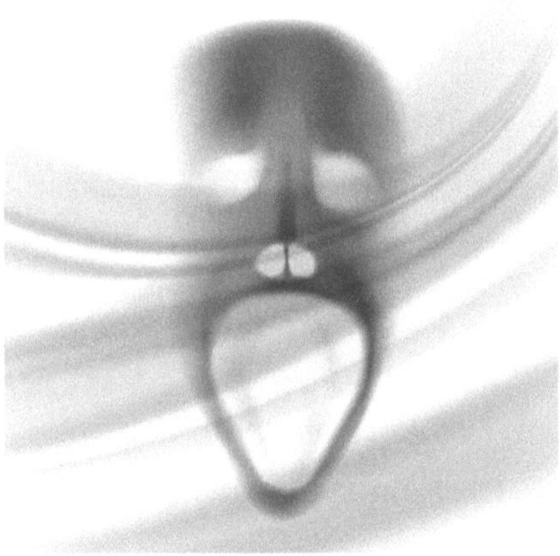

Weitere Bilder projizieren sich und überlagern einander. Leuchtende und lichtdurchflutende Welten entstehen, gleichzeitig düstere Tiefen und Schatten. Darin bewegen sich Wesen, die uns etwas mitteilen möchten, bis uns die Welt, in die wir zurückkehren sollen, als weit entfernt und fremd erscheint, so sehr sind wir mit der Traumwelt verschmolzen. Wir fühlen auf einmal sehr stark unser Menschsein, die Regeln der Natur und wie sich die Welt vor unseren Augen ganz neu öffnet. Wir sehen anders und weiter, begreifen alles auf einmal und können es doch nicht erklären. Die Welt ist gleich, nur unsere Wahrnehmung hat sich gewandelt. Der Sinn hinter den Dingen wird erkennbar, jedoch nur wie ein vager Riss in der Zeit. Wir spüren, wie wir mehr und mehr Kraft benötigen, um uns in dieser Atmosphäre zu halten. Wir spüren, wie unser Herzschlag wächst und sich überdimensional verlangsamt und lauter wird.

Die Atmung erfolgt wie ein mächtiger Blasebalg, als könnte das Einatmen ewig andauern und als würde das Ausatmen gleichzeitig unsere Auflösung bedeuten. Die Eindrücke sind so intensiv, dass wir glauben, unser Schädel würde in tausend Stücke zerbersten. Und auf einmal wird alles wieder ruhiger, verlangsamt sich und kehrt in die Normalität zurück. Wir spüren ein Bedauern, diese Welt loszulassen und in die seichte Wirklichkeit zurückkehren zu müssen. Wir werden dabei von abnehmender Wärme begleitet, die sich in Kälte verwandelt. Dann verschwinden die Visionen und wir finden uns in dem Raum wieder, in dem unsere Reise begann. Nun stimmt alles wieder. Die Wirklichkeit ist angenehm und das Erlebnis bleibt in der Erinnerung. Was wir aber erfahren haben, hat uns geprägt und bereichert.

So in etwa beginnt der Weg der Initiation oder die schamanische Reise mit bewusstseinserweiternden Substanzen. Was aber genau macht den Schamanismus aus, den wir heute kennen und leben? Solche Fragen lassen sich nur in der tieferen Auseinandersetzung beantworten. Der Schamane aus Zentralasien ist immer einer, der mit Feuer und Hitze arbeitet.

Die Wärme ist die Stärke des Herzens und das Feuer die Kraft der Seele und des Geistes. Daher ist ein entscheidender Grundzug heutiger schamanischer Anwendungsmöglichkeiten die Demut und Achtung vor Mensch und Natur und die Voraussetzung einer Basis auf den vier Elementen und Himmelsrichtungen.

Bevor sich ein Schamane entsprechend anderen Menschen und ihrer Heilung widmet, geht es darum, ein bewusstes Sein zu leben, entsprechend zu wissen, wer er selbst ist. Das erfordert die Beobachtung des eigenen Selbst und die Wahrnehmung aller Handlungen und Gedanken. Ein bewusst blickender Mensch ist immer aufmerksam und nimmt sich und andere gleichermaßen stark wahr. Das Sehen ist begleitet von Freude und Achtung vor dem Leben.

Grundzüge des Schamanismus stellen die Reisen in verschiedenen Realitätsebenen dar, wobei der Antritt in ein Jenseits in der Mystik, Religion und Spiritualität ein vertrauter Begriff ist. Im Christentum und im Islam wird von Himmel und Hölle gesprochen, während Naturvölker und Schamanen die Einteilung in Gut und Böse auslassen und lediglich von der unteren und oberen Welt ausgehen. Das ist bezeichnend im direkten Vergleich, auch wenn es in der Unterwelt Dämonen und dunklere Geister gibt.

Einprägsam ist, dass Schamanen ihre Reisen in klaren und nicht verschwommenen oder abstrakten Bildern antreten. Sie agieren immer auf einer sehr körpernahen Ebene, wobei Geist und Seele mit einbezogen werden. Die Unterwelt wird zum Beziehen der Informationen genutzt, die von Geistern, Ahnen und Toten vermittelt werden. Dabei können auch Krafttiere und Archetypen in Erscheinung treten. Die Oberwelt erlaubt den Rat der höheren Geister, die entsprechend auch schwerer zu erreichen sind.

Die obere Welt wiederum kann nur mit Erlaubnis betreten werden und stellt die spirituelle Welt dar, die helle Geister und Götter umfasst, aber auch Tiere und Fabelwesen. Durch Trance wird die Reise mit klarem Verstand angetreten, während Raum und Zeit verschwinden. In dieser anderen und sich öffnenden Welt kann bewusst gehandelt werden, was auch Kraft und Taktik erfordert. Der Schamane weiß entsprechend, welchen Weg er gehen muss, um an sein Ziel zu gelangen. Der Eintritt in beide Welten wird durch den Trommelschlag begleitet, was die Trance bewirkt.

Der eintönige und dumpfe Schlag der Trommel verändert dabei die Gehirnfrequenzen und damit auch den Bewusstseinszustand, wenn es darum geht, sich auf die Trance und den Weltenwechsel vorzubereiten. Veränderte Rhythmen dienen als Wegweiser oder helfen dann für die Rückführung des Schamanen in die irdische Welt. Oft wird die Trommel daher durch einen Helfer geschlagen und nicht durch den Schamanen selbst.

Die Taktveränderung in schnellerem oder langsamerem Rhythmus führt den Seher durch die andere Wirklichkeit. Gleichzeitig ist das Zur-Hand-Nehmen der Rassel oder Trommel Symbol für die Verbindung mit dem Kosmos. Denken, Fühlen und Klang vereinen sich. In moderner Form kann der Schamane dann die Energiezentren im Körper eines Menschen harmonisieren, den Körper reinigen, eine Seele oder einen Körper besetzen oder von einer Fremdenergie befreien, die Seele zurückholen oder innere Kräfte wecken. Auch Hausreinigungen oder Krankheitsheilung sind so möglich.

Die Trommel ist das Vehikel oder Fahrzeug in die andere Ebene. Der Rhythmus öffnet den Eingang und trägt den Schamanen mit sich fort. Die Frequenz in richtiger Form gewählt verbindet sich mit dem Pulsschlag der Erde und des eigenen Herzens und Atems. Eine euphorisierende Wirkung kommt hinzu, wenn im 3- bis 7-Hertz-Takt getrommelt wird, was der Atmung der Erde entspricht, die sich ebenfalls rhythmisch ausdehnt und zusammenzieht. Oft wird die Trommel auch geweiht und geräuchert, um sie sich anzueignen. Die Spiel- und Schlagtechnik muss aus dem Inneren kommen, denn das Zentrum der Welt liegt immer auch in uns selbst.

Neben solchen Behelfsmitteln verfügt der Schamane auch über eine bestimmte Ausrüstung und Kleidung. Maske, Mantel oder bestimmter Schmuck ermöglichen Schutz und die einfachere Reise in andere Welten. Das Leder stammte früher von ausgesuchten Tieren, um deren Kraft und Energie einzufangen. Gleiches galt für die Herstellung von Instrumenten. Die Kleidung war dann auch farblich gestaltet und mit Symbolen und Figuren bemalt, die das Geisttier darstellen sollten. Beliebt waren Zusätze wie Schellen, Glöckchen, Metallstücke, Ketten, Fransen und Bänder. Die Maske wiederum symbolisierte immer den jeweiligen Schutzgeist oder ein Krafttier. Für den Flug in die andere Welt ist eine räumliche Erhebung oder ein Loch notwendig. Dazu gehören Bäume, Leitern, Plattformen, Pfähle oder umgekehrt Höhleneingänge, Risse, Quellen und Vertiefungen.

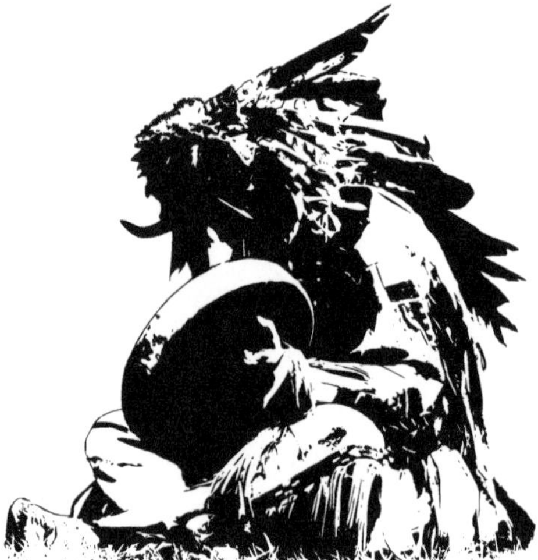

Entscheidend ist dabei, die Achtung vor der Natur und den überall vorhandenen Energiequellen und Geistern aufleben zu lassen. Diese Sichtweise lässt sich nicht erlernen, sondern muss erfahren werden. Für südamerikanische Schamanen ist Tabak ein Schutz- und Heilmittel, das einen magischen Schild formen kann und auf der spirituellen Ebene den Schamanen behütet. Mit der Hilfe von Tabak und anderen Substanzen überschreitet er die Grenzen in die Anderswelt und sichert sich so den Schutz vor Dämonen und Übergriffen. Hier besteht die Tradition der Verräucherung, wobei Tabak auch geraucht oder geschnupft, sogar getrunken wird. Das bewirkt tiefere Quellen von Visionen.

Aromen und Gerüche von Räucherpflanzen und Harzen sind genauso wichtig wie die Materialbeschaffung aus diesen für Instrumente und Ritusgegenstände, die bei der Zeremonie verwendet werden. Das sind Pfeifen, Flöten, Rasseln, Trommeln, auch Fächer oder Masken. Die Verwendung von psychoaktiven Pflanzen ist weniger verbreitet als das Versetzen in Trance durch Rhythmus und Gesang. Besonders die Trommel spielt dabei eine entscheidende Rolle und ist Schallantrieb, der wie eine Theta-Welle auf das Gehirn wirkt und dieses stimuliert. Der hypnotische Klang wirkt dabei auf jeden Menschen, hilft auch beim Entspannen oder um Euphorie auszulösen.

Häufig werden auch Rasseln verwendet, die dann den Rhythmus und monotonen Gesang untermalen. Sie repräsentieren die Stimmen der Geister und sind die Verlängerung des Kraftarms des Schamanen. Die Rassel erzeugt Kraftwellen, die genutzt werden können. Bei Naturvölkern dient dazu oft eine Kalebasse mit Griff, die mit Samen befüllt ist. Rituelle Ornamente und Muster verzieren diese.

Der berühmte Chakapa-Fächer wiederum entfacht Räucherstoffe und ist gleichzeitig für die energetische Heilung vorgesehen. Dabei hat dann jeder Schamane ein eigenes Repertoire an Instrumenten, Werkzeugen und Gesängen. Es geht darum, den Energiefluss rhythmisch zu aktivieren und zu leiten. Der Klang ist immer entspannend, stimulierend und beruhigend. Er reinigt die Aura, hält schlechte Energie vom Körper fern und ist ein wesentlicher Bestandteil der schamanischen Zeremonie und Reise. Dabei ist die Erfahrung auch weniger eine visuelle als eine gefühlte, die auf geistig-seelischer Ebene stattfindet. Geräusche und Gerüche lassen sich dann beispielsweise sehen, Musik schmecken und Zeit auflösen. Dazu entstehen Lichtspuren im Raum, die als Fährte dienen oder die Trance verstärken. Zu den einzelnen Ritualen, darunter die wichtige schamanische Räucherung, kommen wir am Ende des Buches.

4. Die Kosmologie im Schamanismus

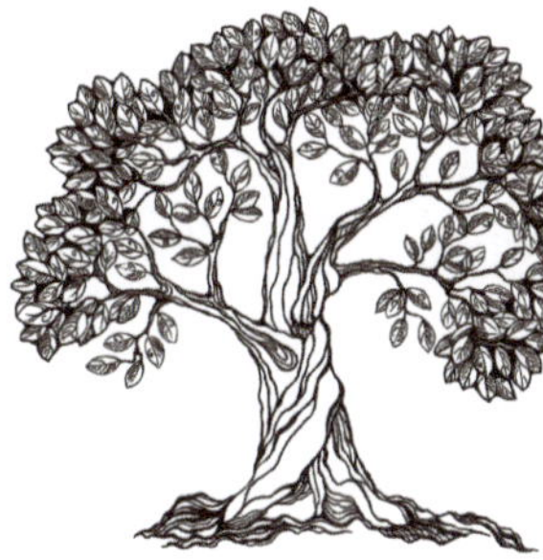

Um ein besseres Verständnis für die schamanische Vorstellung zu erhalten, ist es wichtig, die Kosmologie zu kennen, genauer die Basis der zusammengesetzten Welten auf der Welt- bzw. Mittelachse als Pfeiler oder Weltsäule. Der Kosmos ist in drei Zonen eingeteilt, die klar getrennt sind, jedoch durch die Mittelachse miteinander verbunden bleiben. Es gibt die Unterwelt, in die die Toten hinabsteigen, die Erde, die den irdischen und uns bekannten Raum einnimmt, und den Himmel, in dem die Götter wohnen. Zu all diesen Welten, die der Schamane mit der Hilfe von Schutzgeistern und Tieren betreten kann, führen Tore oder Löcher hinein. Auch umgekehrt gelangen Geister und Götter durch diese Öffnungen der Ebenen in die jeweils andere Welt. Der Himmel wird dabei als eine Art Kuppel gesehen, während die Sterne die Öffnungen bilden. Durch sie dringt das Licht aus der anderen Welt.

Die Mittelachse ist dabei das Zentrum des Kosmos. Die symbolische Darstellung variiert bei den einzelnen Kulturen. Sie kann Baum oder Berg sein, wobei die ekstatische Reise als ein Besteigen erfolgt, um zu den Göttern zu gelangen. Sie sind damit die Verbindung zwischen den Welten, während als Baum dann die Wurzeln in die Unterwelt reichen und die Äste in den Himmel. Der Baum symbolisiert dabei auch den gesamten Kosmos, der sich beständig regeneriert. Tiere, wie der Adler oder die Schlange, gehören dazu und sind Bewacher der Wurzel oder der Krone.

Die schamanische Kosmologie ist durch eine dualistische Weltauffassung geprägt, wobei die diesseitige Welt profan, die jenseitige sakral ist. Dabei ist die Welt von toten und lebendigen Dingen beseelt, wodurch auch das Leben nach dem Tod möglich wird und in einer anderen Welt stattfindet. Der Mensch hat damit einmal die Möglichkeit, Kontakt zu seinen Verstorbenen und Ahnen aufzunehmen, und kann gleichzeitig mehrere Seelen in seinem Körper vereinen. Jede Welt wird von Geistmächten und höheren Wesenheiten kontrolliert. Dabei können körperlose Wesenheiten die Welten auf allen Ebenen durchdringen und damit Macht ausüben, während der Mensch in diesem Spannungsfeld lebt und Verantwortung für den Erhalt der Harmonie trägt. Entstehen Störungen oder Krankheiten, sind die Regeln verletzt worden. Es gilt dann, die Energie wieder in das natürliche Gleichgewicht zurückzuführen. Auch das ist die Aufgabe des Schamanen.

Das Drei-Welten-Bild des Kosmos wird auch gerne auf den Schamanentrommeln dargestellt. Der Weltenbaum ist ein senkrechter Pfeil und verbindet Unterwelt, irdische Welt und Himmel. Ausgegangen wird von einer flachen Erde bzw. von dieser als runde Scheibe, die mitten im Weltmeer liegt. Der Himmel ist eine Kuppel oder ein Zeltdach und sitzt auf den Rändern der Erdscheibe. Die Unterwelt befindet sich unter der irdischen, während alle drei durch die Weltachse zusammenhalten. Der Polarstern ist das Loch, durch den die Weltachse in den Himmel dringt.

Dabei gibt es keine Zuordnung von Gut und Böse für die einzelnen Welten. Sie haben alle ihren Sinn und Zweck, sind dabei auch durchlässig durch ihre Verbindung. Wo in den sibirischen Mythen der Zugang noch für jeden Menschen möglich war, änderte sich das mit der Zeit, da eine Verständigung zwischen den Welten nicht möglich war. Daher ist die Reise nur noch ausgewählten Menschen möglich, wobei der Schamane dann auch als Vermittler zwischen Göttern, Geistern und Menschen dient.

Auch die Ober- und Unterwelt sind in verschiedene Schichten unterteilt. Die untere Welt beherbergt Tote und Schatten, Naturgeister, Ungeheuer und Dämonen. Sie ist ähnlich wie die irdische Welt aufgebaut und strukturiert und die Fortsetzung zum irdischen Leben. Die mittlere Welt ist die Ebene der Menschen, Tiere und Pflanzen, wobei diese von Geistern umgeben sind, die Schutz oder Gefahr bedeuten. Es bleibt daher die Grundvoraussetzung, dass diese besänftigt und nicht provoziert oder verärgert werden.

In der oberen Welt leben höhere Geister und Götter. Sie beherrschen die Elemente, Geister und Tiere, auch alle kosmischen Erscheinungen wie Mond, Sonne und Sterne. Ihnen gilt die Verehrung der Menschen, so dass sie in der ursprünglichen Vorstellung oftmals auch menschliche Gestalt annahmen. Das Zusammenleben ist nur durch Rituale und Regeln möglich. Wie gut der Mensch lebt, hängt vom Wohlwollen der Götter ab.

Das Jenseits ist dabei von vielen verschiedenen höheren Geistmächten bevölkert und immer hoch, erhaben und leuchtend. Der Schamane lernt, wie man Geister und Götter erkennt, welche Aufgaben sie haben und wie man deren Gunst gewinnt. Es gibt Krankheitsgeister, den Herrn oder die Herrin der Tiere, Elementar-, Hilfs-, Schutz- und Ahnengeister. Andere Gottheiten und Naturgeister waren nur in bestimmten Regionen bedeutend, für den klassischen Schamanismus jedoch weniger.

5. Spirituell wirkende Kräfte

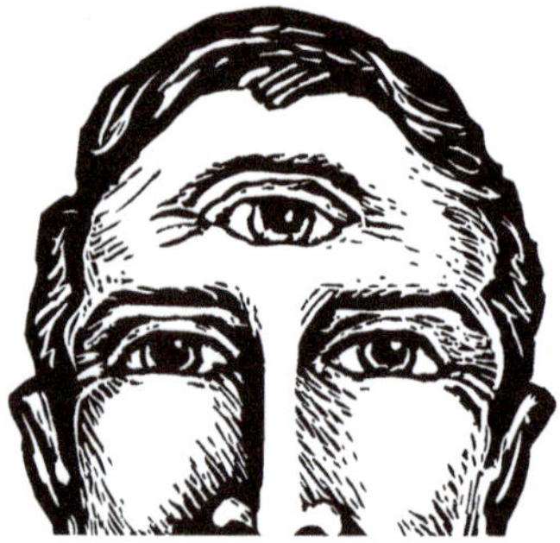

Die tierhaften Bewegungen, Tänze und Rituale der Schamanen erinnern an Okkultismus und schwarze Magie, besonders da sie häufig mit Tiergestalten, Federn und Skeletten in Verbindung stehen. Dennoch ist es wichtig, die okkulten Kräfte von den spirituell wirkenden Kräften zu unterscheiden. Der Schamane ist an einem harmonischen Weltbild orientiert und sucht nach Heilung, Kommunikation und Achtsamkeit. Es geht ihm nicht darum, sein Wissen und seine Macht zu missbrauchen, auch wenn es neben dem weißen Schamanismus den schwarzen gibt, der die Möglichkeiten hat, anderen Menschen Leid und Unglück zu schicken.

Zwar hat das alles weniger mit dem Karma zu tun, jedoch gehen Schamanen von der Unsterblichkeit der Seelen aus und leben schließlich auch mit ihren Toten und Geistern. Sie erschaffen ihre Rituale aus Knochen, da diese die Verbindung zu den Toten herstellen. Es gilt, das menschliche

Wohl aufrechtzuerhalten und durch Berufung Verantwortung für alles in seiner Verbundenheit zu übernehmen. Die Natur wird nicht als Ort der Gefahr aufgefasst, auch wenn dort Raubtiere und böse Geister gleichermaßen neben den positiven Energien existieren. Gleiches gilt für die Spiritualität, die eine Verwirklichung auf höherer Ebene ermöglicht, während Magie und Okkultismus nur begrenzte Möglichkeiten einer Beeinflussung bieten und im Schamanismus dann weniger eine Rolle spielen.

Der Körper wird als Einheit verstanden, wobei Natur-, Mensch- und Geisterwelt ebenfalls nicht getrennt sind. Als Skelett enthält er alle Elemente der Welt und ist in alles wandelbar. Das, was den Menschen lebendig macht, ist erst seine Seele, während auch hier Unterschiede zwischen der menschlichen Körperseele und anderen Seelen gemacht wird. Der Leib kann daher mehrere Seelen beherbergen, die den Körper auch verlassen oder wiederkehren. Wie Leben und Wiedergeborenwerden bleibt auch der Ritus der Zerstückelung und Wiederherstellung im gleich abgestimmten Zusammenspiel erhalten wie Gesundheit und Krankheit, Helligkeit und Dunkelheit, Ober- und Unterwelt und andere Gegensätze, die jedoch ohne den Gegenpart nicht das wären, was sie sind.

Auch wenn ein Gut und Böse in der Form nicht existiert, gibt es dennoch verschiedene Formen des Schamanismus, so auch, wie schon gesagt, den weißen und den schwarzen, die mit den Formen der Magie vergleichbar sind. Weiße Schamanen bewirken Heilung und sind von hohem karitativem Ethos, schwarze Schamanen treten als Hexer auf und bewirken auch Unglück und Krankheiten. Das reicht dann schon in eine mehr okkulte Handlungsweise, während spirituelle Kräfte etwas anders sind und auch immer nur positiv genutzt werden.

Spiritualität, wie sie der Schamane empfindet, ist gleichbedeutend mit einer leuchtenden und weitreichenden Kraft. Das Kleine wird durch sie groß und mächtig, das Große noch einmal erweitert. Okkulte Handlungen wiederum sind immer unmittelbar und zielgerichtet, während spirituelle Kräfte unendlich vorhanden und für jeden erreichbar sind. Sie bergen Harmonie und Frieden, sind dynamisch und frei von jedweder Gewalt und Aggression.

Gerade beim wilden Tanz, um die Tiergeister zu rufen, wird das deutlich. So befremdlich das Verhalten auf uns westliche Menschen wirkt, so viel Kraft und Potential an positiver Energie steckt darin. Die spirituelle Auswirkung kann mit einem stillen und gleichmäßigen Meer verglichen werden, das Ruhe und Zufriedenheit auslöst, während das gleiche Meer bei Sturm aufgewühlt und erschreckend auf uns wirkt, mit hoch aufgetürmten Wellen und der Möglichkeit, den Tod zu bringen. Trotzdem handelt es sich um ein und dieselbe Materie.

Die Angst, die wir empfinden, liegt entsprechend in uns selbst und nicht im Meer, wie sie auch unseren Blick und unser Denken bestimmt, wenn wir den Tanz des Schamanen betrachten und davon zunächst irritiert sind, während die wirkenden Kräfte die gleichen positiven sind. Das bedeutet, es ist an uns, die Sichtweise zu ändern und den wahren Kern zu erfassen. Wenn wir in das Bewusstsein des Schamanen oder des Meeres eintreten, sehen wir die unendliche Ausdehnung und spirituelle Kraft. Mit böser Magie hat das nichts zu tun.

Die okkulte Kraft dagegen wirkt anders. Sie ist immer rastlos und weniger solide und beständig. Sie möchte nicht positiv wirken und erlaubt auch keine tiefe innere Schau. Sie ist äußerlich und wirkt wie ein alles verschlingendes Raubtier. Sie soll negativ wirken und Zerstörung bringen. Sie wirkt höchstens dann positiv, wenn sie durch einen spirituellen Menschen verantwortlich gelenkt wird. Ansonsten ist sie der Spiritualität weit unterlegen und daher für viele Praktizierende und Schamanen keine wirkliche Instanz.

Das wäre, als ob wir den unendlichen Raum gegen einen begrenzten eintauschen möchten, um uns zu verwirklichen. Trotzdem liegt es immer an demjenigen selbst, der die Kraft nutzt, so wie ein Feuer gefährliche Verbrennungen verursachen kann oder in der Kälte wärmt und beschützt. Genauso kann Neo-Schamanismus zur Falle werden, wenn er als Medium missbraucht wird.

6. Der Schamane als Seher und Heiler

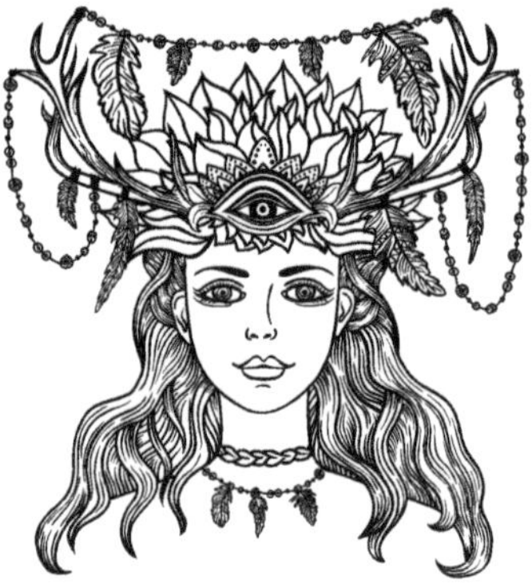

Wenn der Versuch unternommen werden soll, den Schamanen genauer zu definieren, stoßen wir schnell an unsere Grenzen, denn heute ist der Begriff Schamanismus allgemein stark mystifiziert und verwässert, wird auch oft in Zusammenhang mit anderen alternativen Heilmethoden, mit Kinesiologie, geistigem Heilen, mit Reiki oder Energiearbeit gleichgesetzt. Die eigentliche Problematik liegt darin, dass es keine überlieferten Schriften gibt und das Wissen entsprechend von Generation zu Generation mündlich weitergegeben wurde.

Ein Schamane würde sich selbst nicht als ein solcher bezeichnen, vielmehr erhält er den Titel durch andere, denen er geholfen hat. Er war gerade in den vielen Kulturen immer ein normaler Mensch, der lediglich über eine besondere Fähigkeit verfügte, die er positiv zu nutzen verstand. Trotzdem war seine Aufgabe bei den Naturvölkern nicht immer dieselbe. Übereinstimmend ist, dass sowohl Männer als auch Frauen, die als Schamanen betrachtet wurden, Kontakt mit einer Geisterwelt aufnehmen konnten und ein umfassendes Pflanzen- und Heilmittelwissen besaßen. Sie wurden um Rat gefragt oder gerufen, wenn Schutz oder Hilfe gegen böse Geister notwendig wurde. Solche Praktiken finden auch heute noch Anwendung, sogar in einer modernen Welt, in denen Geister und Magie durch rationale Eindrücke verdrängt wurden. Vielmehr geht es um Energien, die sinnvoll beeinflusst oder abgeleitet werden.

Die tatsächlichen Rituale und Regeln hatten innerhalb eines Stammes eigene Ausrichtungen, auch wenn der Kern gleichblieb. Der Schamane ist nicht nur Indianer, Eskimo oder der leicht Verrückte, der mit einem Tierschädel auf dem Kopf herumtanzt und dabei eine Trommel bedient oder eine Rassel schwingt. Vielmehr spielt die Naturverbundenheit eine tragende Rolle, die bis in die moderne Zeit einen wichtigen Teil des Schamanismus ausmacht. Die Vorstellungswelt einer bestimmten Kosmologie bleibt dabei weiterhin gleich.

Alle schamanischen Völker und Stämme gingen von einer Unter- und Oberwelt aus, die mit der irdischen Welt über die Weltachse verbunden waren. Dazu ist für den Schamanen typisch, dass er in einer Geisterwelt agieren und sich in rituelle Trance versetzen kann, um dabei das instinktive Denken zu aktivieren.

Die Trommel oder Rassel sind dabei zentrale Symbole vieler Stämme und Völker, die als Trancehilfe dienten, häufiger noch als die Einnahme von Rauschmitteln und Pilzen. Wissenschaftlich konnte dabei nachgewiesen werden, dass die tiefen Frequenzen der Trommel eine direkte Wirkung auf das zentrale Nervensystem haben und das Bewusstsein verändern. Als rhythmische Erregung werden motorische Zonen und Sinneszonen angesprochen, die ansonsten nicht aktiv sind. Dadurch ist es beim Trommelklang möglich, von einer Wirklichkeit auf die nächste umzuschalten oder diese symbolisch zu betreten. Zur Anregung dient auch die Vorstellung eines Eingangs, z. B. in Form von Höhlen, Löchern, Wasserquellen und Baumwurzeln.

Es gab eine Zeit, in der fast jeder Schamane werden konnte, wenn er von den Ahnen und Geistern akzeptiert wurde und einen schwierigen Einweihungsprozess hinter sich gebracht hat. Heute ist das alles einfacher, der Zugang ist ebenfalls nicht von bestimmten Voraussetzungen abhängig. Dazwischen lag eine Zeit, in der die Aufgabe dann von Auserwählten übernommen wurde. Ebenfalls gab es die Möglichkeit der Vererbung.

Die Einschränkung lag daran, weil in bestimmten Regionen Schamanen eine sehr große Macht entwickelten und in die Gefahr von Hybris und Machtmissbrauch gerieten, wenn sich die Macht symbolisch auch gegen die Götter richtete. Ab da traf das Schicksal ausschließlich Menschen mit bestimmten Voraussetzungen, und die waren davon nicht immer begeistert.

Die Geschichte der Einweihung des Schamanen vergangener Zeiten und in verschiedenen Kulturen ist besonders interessant, teilweise auch sehr grausam und blutig. Wer Schamane sein wollte, musste zuvor Schmerz, Krankheit, Wahn und Albtraum auf sich nehmen. Die leidvolle Erfahrung gehörte dazu, um die eigene Berufung zu entdecken. Oftmals waren das epileptische Anfälle, Krämpfe, innere Unruhe, Wahnsinn und Nahtoderfahrungen. Solche Erlebnisse sind immer eine eigene Form der Reise ins Innere, aus der jeder als neuer Mensch hervorgeht. Was heute geistig spirituell möglich ist, war früher eines der Merkmale, um den Schamanen zu erkennen oder zu benennen.

Man betrachtete ihn sogar eine Zeitlang als einen Kranken, der sich selbst von seiner Krankheit geheilt hat und dann auch die Gabe hatte, andere zu heilen. Damit war der Kern der Sache jedoch nicht getroffen, denn eine Selbstheilung, wie sie der Schamane oft erlebt hat, ist nur möglich, weil die Krankheit erkannt und durchschaut wurde. Zur Berufung gehörten daher immer auch ein praktisches und theoretisches Hintergrundwissen, das ein normaler Kranker, der sich von seinem Leiden erholt, noch nicht besitzt.

Tod und Auferstehung waren Teil der Einweihung und gingen dem Initiationsritus voran. Berichten zufolge wurden die Auserwählten im Traum zerstückelt und erneuert. Ihnen wurde das Fleisch durch Tiere von den Knochen genagt und gekocht oder es wurden Kopf und Gliedmaßen abgetrennt. Danach wurde der Mensch wieder zusammengesetzt und war so neu geboren. Das geschah durch höhere Wesen, Halbgötter, Götter und Tiere.

Die Verstümmelung fand in einigen Kulturen auch real statt, z. B. durch das Abtrennen von Fingern oder das Aufhängen der Auserwählten an einem Baum. Träume umfassten auch immer das Herausnehmen der Organe und Eingeweide, die dann durch göttliche Kristalle und Steine ersetzt wurden. An so etwas ist heute natürlich nicht mehr zu denken. In diesen Traumvisionen klingt das Prinzip von Werden und Vergehen, Tod und Erneuerung durch. Für die Rolle des Schamanen war ein Ablegen der Gewohnheiten, ja sogar der eigenen Haut notwendig und der Prozess der Selbstfindung, der dann schmerzhaft war oder wenigstens unter großen Strapazen stattfand. Der Geweihte musste sich seine Weihe verdienen und bekam sie nicht, wie teilweise heute, als Geschenk überreicht.

Deutlich wird aber, dass die Sehnsucht nach der inneren Suche und Reise nicht verloren gegangen ist und auch heute den Menschen weiter beschäftigt. Es besteht der Wunsch, aus der Welt zu treten und einen tieferen Kontakt zu sich selbst und der Umwelt aufzunehmen, dabei auch neue Ebenen des Bewusstseins kennenlernen zu dürfen. Wie der Schamane aus seinem Einweihungsritual hervorging, kann auch der heutige moderne Mensch eine Art Reinigung erfahren, die weniger schmerzhaft als geistig öffnend erfolgt.

Was aber ist der Schamane? Er ist ein Seher und Reisender, Heiler und Führer und übernimmt diese Aufgabe auch heute noch. Das Sehen lässt sich hier klar auch als Hellsicht definieren, wobei entweder Kenntnisse über vergangene Leben, über die Zukunft oder über die Jetztzeit vorhanden sind, die der Schamane in den verschiedenen Welten erfahren darf und so voraussagt. Er bewegt sich dabei zwischen den Wirklichkeiten und ist in der Lage, seinen Bewusstseinszustand zu ändern. Besonders bewährt hat sich dafür die Tranceerreichung durch Trommeln, Gesang oder Tanz.

Der Schamane vermittelt zwischen den himmlischen und unterweltlichen Ebenen und wacht dabei vor allen Dingen über die Seele. Er alleine kennt sie, weiß, welche Gestalt sie hat und welches Schicksal ihr beschieden ist. Krankheit ist gleichbedeutend mit einem Seelenverlust. Das lässt sich in komplexerer Form nachvollziehen und macht sich auch bei Menschen bemerkbar, die keinerlei Ambitionen zum Schamanismus haben.

Wir agieren in bestimmter Form, treffen Entscheidungen oder bestimmen den nächsten Schritt. Wie sich das dann auf das eigene Leben und Sein auswirkt, hängt alleine von der Seele ab. Auch wenn wir glauben, dass das, was wir tun, richtig ist, zeigt sich sehr schnell, ob unsere Entscheidung auch gut für die Seele war. Wird diese eingeschränkt oder ist das, was passiert, nicht das Geeignete für sie, wehrt sie sich. Das Glück kehrt sich dann ins Unglück, der Versuch scheitert. Die scheinbar zufriedene Oberfläche bröckelt, während darunter Rastlosigkeit herrscht. Im Schamanismus spielt die Seele daher immer auch den Glücks- oder Unglücksboten. In den

Bereichen jedoch, wo die Seele nicht berührt wird, ist auch der Schamane ersetzbar und entbehrlich.

Wenn der Schamane als Heiler auftritt, dann ist er gleichzeitig ein Verteiler der Kraft. Negative Energie wird beseitigt und aus dem Körper gesaugt, positive Kraft wieder entfacht. Der Seelenverlust, der mit Krankheit gleichgesetzt wird, hängt mit dem Verlust der Seelenanteile und des Schutzgeistes zusammen, den jeder Mensch hat und den der Schamane nur bewusst wahrnehmen und nutzen kann. Bevor jemand zum Schamanen wird, ist es daher immer wichtig, dass er auch seinen eigenen Schutzgeist findet und erwirbt, um auf dessen Unterstützung zählen zu können. In die anderen Wirklichkeiten kann sich niemand ohne diese Begleitung hineinwagen, da der Weg ansonsten zu gefährlich ist. Weiterhin nutzt der Schamane Hilfsgeister, die ihm ebenfalls den Weg in die andere Wirklichkeit erleichtern.

Die Einweihung erfolgt stufenweise, wobei es auch einige Fälle gibt, in denen ein Mensch plötzlich seine Berufung spürt und von jetzt auf nachher zum Schamanen geworden ist. Das hängt davon ab, was der Schamane auf seinen Reisen und Bewusstseinswechseln erfährt. Sein Leben lang versucht er dann, seine Erlebnisse zu deuten und um Erfahrungen zu erweitern. Er setzt dabei die Teile zusammen, bis ein kosmisches Bild entsteht.

Die Berufung ist daher nie abgeschlossen, sondern verläuft parallel zu den Reisen in andere Welten und in sich selbst. Ein Schamane kennt dabei die Materie und Möglichkeiten, weiß ebenfalls, dass andere Wirklichkeiten vorhanden sind und dass Körper, Geist und Seele eine Einheit bilden und wie auf einer Waagschale ausbalanciert sind. Wird ein Bereich gestört, kommt es zu Schwankungen der Waage und zu Beschwerden und Krankheiten. Dazu bedient sich der Schamane an der Natur und nutzt auch

Pflanzen und Kräuter für seine Zeremonien und Heilungsaufgaben. Oft ist beispielsweise eine Reinigung durch das Verbrennen bestimmter Kräuter möglich. Ebenso kann die Aura gereinigt werden, da der Schamane eine andere Wahrnehmung der Lichtquellen hat, die um den Kopf und den Körper eines Menschen mehr oder weniger stark leuchten.

So könnte man sagen, dass der Schamane zwischen zwei Geist- und Hauptzuständen wechselt. Zum einen geht es um das Heraustreten aus dem eigenen Sein und Körper, um in die Geisterwelt zu gelangen, zum anderen um eine Verwandlung oder Führung durch den Schutzgeist. Während für das Heraustreten aus dem Körper die Körperfunktionen auf ein Minimum reduziert werden und der Schamane so seinen Bewusstseinszustand ändert und in den Traum bzw. die andere Wirklichkeit taucht, wird die Schutzgeistanrufung willentlich herbeigeführt, so dass auch eine kurzzeitige Besessenheit oder Übernahme des Geistes erfolgt. Der eine Zustand erfolgt ruhig und in Trance, der andere animalisch, in Bewegung und Ekstase. All das macht den Schamanen aus.

7. Geisterwelt und Trance – die verschiedenen Wirklichkeiten und Bewusstseinszustände

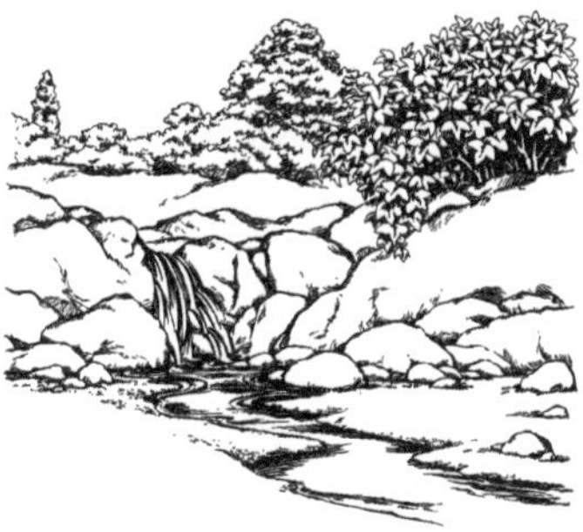

Die Vorstellung von anderen Wirklichkeiten und Bewusstseinszuständen ist schwierig für uns, da wir mit einer Realität konfrontiert sind, die mehr und mehr das Außergewöhnliche und das Wunder ausgrenzt. Trotzdem ist es wichtig, nachzuvollziehen, was mit dem Schamanen in seinen Reisen geschieht. Er betritt dabei eine Welt, die sich ihm neu öffnet und gleichzeitig dieselbe ist. Sie verändert nur ihre Umrisse, Strukturen und Formen, ermöglicht auch Begegnungen mit andersartigen Wesen, Geistern und Tieren. Der Zustand der Trance wurde von Eliade in seinem Buch nicht umsonst mit dem westlichen Begriff der Ekstase wiedergegeben. Das

Erlebnis ist für den Schamanen gleichzeitig gefährlich und bereichernd. Er benötigt entsprechend die Erfahrung, um sich in Trance zu versetzen und in der anderen Wirklichkeit zurechtzufinden, ohne den Verstand zu verlieren oder sich zu verirren. Daher lässt er sich von Schutzgeistern oder Krafttieren begleiten.

Die Trance wird durch verschiedene Mittel erreicht. Zum einen helfen psychedelische Substanzen, meistens versetzen sich Schamanen jedoch durch Versenkung und mit Hilfe von Trommeln, Gesängen, Rasseln und Tänzen in diesen Zustand. Auch die Dunkelheit ist Teil des Rituals, die dann die schamanische Fähigkeit ermöglicht, Ebenen zu erhellen und zu beleuchten und in der Dunkelheit zu sehen, wo andere Schwierigkeiten haben, nur Umrisse zu erkennen. Als pharmakologische Induktionsmethoden dienten Halluzinogene, Tees, Alkohol und Tabaksaft. Der schamanische Zaubertrank ermöglicht eine rituelle Berauschung, die mit Versenkung oder Bewegung und Tanz verstärkt wird. Der Rausch soll kein Fluchtmittel sein oder einen komatösen Zustand auslösen. Er verbindet den klaren Verstand mit dem Zugang zu einer anderen Welt. Dabei können wir auch nicht von eigentlichen Drogen sprechen, auch wenn diese Mittel sicherlich heutzutage in diese Kategorie gehören.

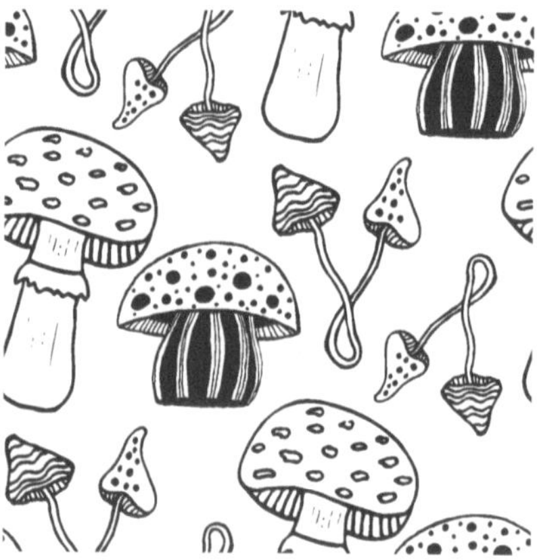

Schamanen nutzen Heilpflanzen, Pilze, Kakteen, Tabak, Lianen, Baumrinden, Blüten, Blätter, Wurzeln oder Nachtschattengewächse, um aus ihrem Alltagsbewusstsein herauszutreten. Nötig sind auch nüchterne Menschen, die während dem Prozess aufpassen, dass nichts passiert, denn die Einnahme erfordert große Verantwortung und ist nicht ungefährlich. Die Reise führt in eine

Zwischenwelt, in der sowohl neues als auch altes Wissen erworben werden kann. Trance ist dabei, nach heutigem wissenschaftlichen Verständnis, in vier Zuständen möglich.

Diese werden in Alpha-, Beta-, Gamma- und Theta-Zustände differenziert, die entsprechend unterschiedlich tief ausfallen. Im Amazonasgebiet verwenden schamanische Kulturen auch heute noch Pflanzen mit psychoaktiver Wirkung. Sie nennen sie „Heilkraut der Götter“, deren Einnahme entweder die Reise oder die Heilung von körperlichen und seelischen Krankheiten gestattet. Die Pflanze ist das Vehikel und wird nach bestimmten Formeln, Gebeten und Gesängen, an bestimmten Orten und mit Ehrfurcht und Respekt vor der Gabe der Natur zubereitet.

Der berüchtigte Ayahuasca-Trank wiederum besteht aus „Schlange“ und „Jaguar“. Die Schlange ist die Liane „Banisteriopsis caapi“, die einen hohen Anteil an Beta-Carboolinen hat und als Monoaminooxidase-Hemmer wirkt, vergleichbar mit bestimmten Antidepressiva, die eine Blockade der Monoaminooxidasen im Gehirn verursachen. Der Jaguar sind die Blätter verschiedener DMT-haltiger Kräuter und Pflanzen. Diese lösen Halluzinationen aus. Natürlich sind sie heutzutage verboten, sowohl in der Extraktion als auch im Besitz. Die schamanischen Naturvölker betrachten die Pflanzen jedoch weiterhin als spirituelles Werkzeug und als göttliches Geschenk, um mit Geistern auf einer anderen Ebene kommunizieren zu können. (Mehr dazu im Kapitel 15 – „Die Kraft der Pflanzen und die Natur als vernetzter Lebensraum“.)

Neben Tanz, Gesang und Musik gehören zu den nichtpharmakologischen Methoden auch das Fasten, verschiedene Torturen, Isolation, Klangmonotonie, die körperliche Erschöpfung und verschiedene Atemtechniken. Die logische Welt wird dabei aufgehoben. Der Schamane versenkt sich in einen wachen, jedoch veränderten Bewusstseinszustand innerhalb seines dreidimensionalen Weltenraums. Nur in diesem Zustand ist es ihm möglich, zu erkennen und zu handeln, entsprechend eine Diagnose zu stellen und die Heilung oder Therapie anzusetzen. Dabei kann seine Seele auf die Reise gehen oder sein Körper kann dem Einfluss eines Schutzgeistes dienen. Passiert Letzteres, ist der Schamane eine Art Gefäß oder Medium. In der Trance erreicht er dabei auch verschiedene Tiefen und Stufen, die während einer Séance auch wechseln. Dabei kann der Körper starr und bewegungslos sein, wild und dramatisch agieren oder ganz normal erscheinen.

Grundsätzlich gibt es im Schamanismus den normalen und den schamanischen Bewusstseinszustand. Der normale ist der alltägliche, z. B. wenn wir uns auf den Boden legen und an die Decke des Zimmers blicken, ohne dass sich unsere Wahrnehmung verändert. Der schamanische Zustand ist ein Sinken oder Fallen, während wir auf dem Boden liegen. Wir tauchen in etwas anders ein und erreichen damit die Ebene der Unterwelt, die in der Regel wichtiger ist als das Aufsteigen in die Oberwelt. Der spezielle Bewusstseinszustand reicht auch über die Ekstase hinaus in einen dissoziierten Zustand, da sowohl die Selbstkontrolle als auch das Bewusstsein für die Realität erhalten bleiben.

In der Unterwelt ist die Begegnung mit den Ahnen möglich, die nicht erst besänftigt werden müssen. Dazu hat der Schamane ein besonderes Tor oder Loch als Eingang in die andere Wirklichkeit, das nur er kennt. Urvölker nutzten dafür z. B. Quellen, Höhlen oder Baumstümpfe. Der Fußboden in einem Haus kann jedoch ebenfalls dafür dienen.

Vergleichbar ist das Fallen mit der meditativen Wirkung eines Mandalas, das auch zu kreisen beginnt, wenn wir uns auf das Bild in seiner Struktur

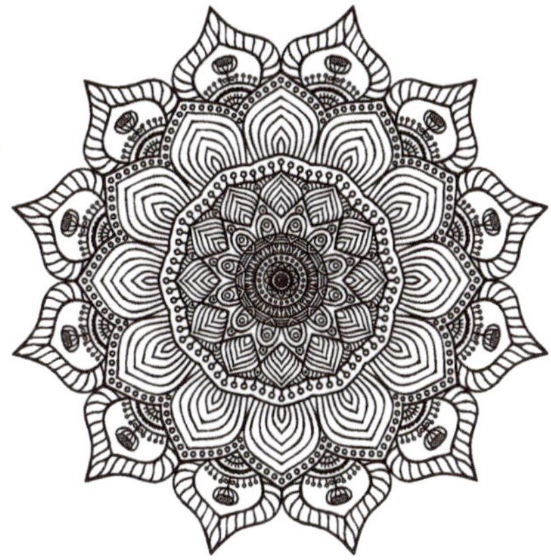

konzentrieren. Für den Schamanen öffnet sich im Geist entsprechend ein Tunnel, den er betreten kann und durch den er in die Unterwelt sinkt oder hinabsteigt. Der Tunnel hat dabei den gleichen konzentrischen Effekt wie das Mandala für die Buddhisten, um die Vision oder spirituelle Vertiefung zu erleichtern. Bekannt ist, dass der Tibetische Buddhismus vom Schamanismus beeinflusst ist. Das erklärt auch die Ähnlichkeit der Methoden und Kontemplation. Der Schamane geht einfach in den Tunnel hinein und dann über ihn hinaus.

Der schamanische Bewusstseinszustand ist ein ganz eigener und wird auch vom Schamanen selbst als immer wieder neue und aufregende Erfahrung erlebt. Der Zutritt zu anderen Wirklichkeiten ist schön und geheimnisvoll, löst Freude und Erstaunen aus. Die Erlebnisse wirken wie Träume, in denen sich unbekannte Welten auftun, während gleichzeitig Methoden bekannt sind, die eine Art Führung durch den Bereich ermöglichen. Auch kann das Erlebnis so intensiv sein, dass er bestürzt über die eigene Wahrnehmung ist, da er weiß, dass er gleichzeitig wach ist und einen traumartigen Zustand erfährt. Es kann sein, dass er das Universum geöffnet erblickt und die Bedeutung des eigenen Lebens oder der gesamten Existenz vermittelt bekommt. Er kann zwar bewusst kontrollieren, wohin er geht und welche Richtung die Reise nehmen soll, weiß jedoch nie, was er dabei erfahren und erleben wird.

Möglich sind im schamanischen Bewusstseinszustand nicht nur das Sehen, sondern auch das Hören, das Fühlen und das Wahrnehmen von Dingen, die über die bekannten Sinneseindrücke hinausreichen. Daher ist es nötig, dass der Schamane die Reise mit seinen Schutzgeistern antritt und durch diese bewacht wird.

Der Bewusstseinszustand bleibt dabei eine persönliche Erfahrung und gestattet danach auch die vollständige Erinnerung an das Erlebte, wenn der Schamane in die normale Welt zurückkehrt. Ein Verlust oder Aussetzen des Bewusstseins ist hier nicht gegeben, wie es bestimmte Drogen, Krankheits- oder Traumzustände verursachen.

8. Das Zusammenspiel von Körper, Seele und Geist im Schamanismus

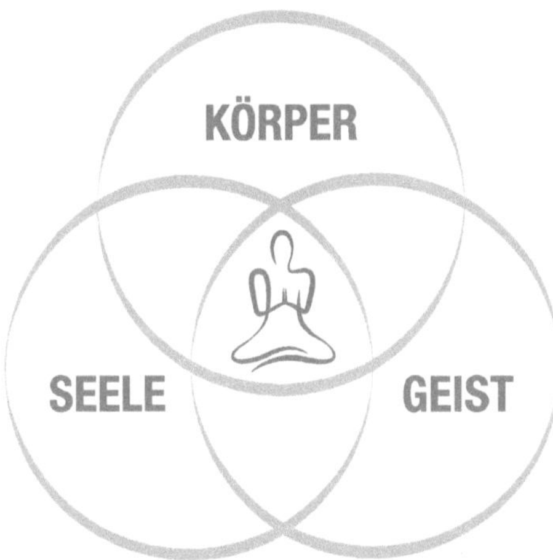

Ein entscheidendes Merkmal der schamanischen Sichtweise ist die Einheit aus Körper, Seele und Geist. Wenn entsprechend durch Rituale der Körper geheilt werden soll, geht es darum, zunächst die Seele zu erreichen und anzusprechen. Die Heilung kann nur dadurch erfolgen, weil alle drei Bereiche berücksichtigt werden und auch die Persönlichkeit mit einbezogen wird. Jede Erinnerung wird nicht von dem persönlichen Ich gespeichert, sondern vielmehr in einer Art zeitlosem Raum, der einen Teil Seele bildet und ihr so erlaubt, ungestört zu bleiben. Dieser Raum ist gleichzeitig so im Menschen vorhanden, dass es ihm möglich ist, mehrere Seelen zu beherbergen oder auch Seelenanteile zu verlieren. Die innere Welt ist hier klar durch schamanische Ansichten strukturiert und aufgeteilt.

8.1 Das Körper-Geist-Seelen-Konstrukt

Zunächst sollten alle Begriffe von Geist, Seele, Körper und Persönlichkeit noch einmal genau differenziert und unter die Lupe genommen werden. Unsere Persönlichkeit bestimmt unseren Charakter, aber erst das Zusammenspiel von Körper, Seele und Geist erlaubt Heilung oder Entwicklung, Gesundheit und Selbstfindung. Dabei unterscheiden sich die Eigenschaft der Persönlichkeit noch einmal von der eines Körpers und einer Seele.

Der Mensch besteht in der Denkweise des Schamanen aus vier Körpern. Seele, Geist und Persönlichkeit nehmen getrennte Bereiche ein, bilden jedoch trotzdem eine Einheit. Das bringt mit sich, dass sich die Persönlichkeit und die Seele manchmal einander nicht bewusst sind oder keinen direkten Zugang zueinander haben. Die Verbindung muss entsprechend erst hergestellt werden, was wiederum durch die vier Körper in seinen Stärken und Schwächen geschieht.

Die Seele ist mit der göttlichen Einheit verbunden und grenzenlos. Unsere Persönlichkeit wiederum ist begrenzt und empfindet sich auch als getrennt von der Außenwelt. Sie unterscheidet sich noch einmal in das Ich oder das Ego, genauer in die Person, die wir sind, und in das Selbst, das wiederum Teil von etwas Größerem ist und keine Begrenzung kennt. Soweit stimmt das Prinzip auch mit den buddhistischen Sichtweisen überein, während hier angestrebt wird, das Ich oder Ego zu überwinden und das höhere Selbst zu entdecken und zu befreien, was für den Schamanismus weniger bedeutend ist, der alles vielmehr als Einheit und Notwendigkeit voraussetzt.

Die Seele bleibt dabei immer zeitlos und vielfach, kann jedoch in bestimmten Zeiten auch Anteile verlieren oder sich um weitere Anteile vermehren. Das ist sogar durch Fremdenergien möglich, die größtenteils einen ungünstigen Einfluss ausüben. Bei einer schamanischen Behandlung wird der Patient dann aufgefordert, sich seine Seele als tiefen und inneren Ort vorzustellen, der geschützt ist, während die Seele leuchtet und heilende Wirkung hat.

Da hier keine Zeit existiert, bleibt die Seele unverändert erhalten. Der Geist ist dabei auch noch einmal etwas anders als der Verstand zu betrachten. Der Geist ist vielmehr die höhere Ebene des Bewusstseins und nicht so begrenzt wie der Verstand. Er hat einen direkteren Kontakt zur Seele und auch zu spirituellen Vorgängen, was dem Verstand verwehrt bleibt, der sich lediglich durch Bildung, Erfahrung und Logik entwickelt und definiert. Die Schamanen sehen den Geist in Verbindung mit der Seele oder als gleichberechtigt mit dieser. Schaut der Geist nach innen, findet er seine Seele, schaut er nach außen, verschwindet diese. Die Seele wiederum ist die Lebensenergie, die alles durchdringt und ewig ist.

Jedes Problem und jede Krankheit hängt mit einer Disharmonie zwischen Körper, Geist und Seele zusammen, wie die Gesundheit auf eine Balance auf allen Ebenen hindeutet. Direkt betroffen ist jedoch die Seele, darum untersucht der Schamane jeden einzelnen Teil bzw. jede einzelne Seele, da nur eine für die Beschwerden die Ursache ist. Sie kann verunreinigt oder durch Fremdenergien geschwächt sein, Anteile verloren haben oder sich als eine der Seelen verirrt und entfernt haben. Wenn der Schamane die gestörte Seelenfrequenz entdeckt hat, kann er eine Behandlung angehen oder den Anteil wieder ersetzen.

Das Modell der vielfachen Seele stammt aus dem sibirischen Schamanismus. Es enthält die Vorstellung, dass wir verschiedene Seelen aufnehmen, die sich bewegen und auch den Körper verlassen können. Diese Vorgänge werden von uns nicht wahrgenommen und erst bemerkt, wenn die Abwesenheit zu lange dauert und Beschwerden auftreten. Meistens ist das dann der Fall, wenn die Seele nicht eng mit der physischen Körperstruktur verwoben ist und einen höheren Grad an Bewegungsmöglichkeit aufweist. Seelen können, wie Schamanen selbst, auf Reisen gehen und in andere Welten eintauchen, ohne dass Geist und Körper das bemerken. Im klassischen Schamanismus wird davon ausgegangen, dass der Mensch drei und mehr Seelen besitzt, die in ihrer Ganzheit dann die gesamten menschlichen Eigenschaften und die Persönlichkeit ausmachen, ebenso die spirituellen Möglichkeiten und Erkenntnisse bestimmen.

8.2 Geist und Geister

Der Geist wiederum ist die bewusste Wesenheit, die auch die individuelle Wahrnehmung erlaubt, wobei es nicht um Anteile des physischen Körpers geht, sondern um eine Art von Energie, die sich dann auch manifestieren kann, wodurch Geister entstehen. Im Schamanismus bleibt diese Energie immer gegenwärtig und greifbar. Das bedeutet, der Schamane kann in Trance mit dem Geist kommunizieren.

Aus dem Geist entstehen dann auch die Geister, die in anderen Welten aufgesucht und um Rat oder Schutz gebeten werden. Geister manifestieren sich als subtile Körper, verdichtete Körper und als eine wahrnehmbare Anwesenheit. Geister nutzen dabei auch einen temporären Körper, um sich überhaupt verständlich zu machen. Die Rituale sorgen dann dafür, dass sich Geister manifestieren können, wobei ein Schamane ihnen auch als Gefäß zur Verfügung steht. Die Einladung erfolgt durch Gebete und Anrufung, durch Tanz und Gesang. Das ermöglicht eine Verdichtung des subtilen Körpers, der dann auch sichtbar wird und konkrete Formen annimmt, so z.

B. als Funken oder flackernde Lichter. Dazu lenken die Gebete des Schamanen die Geistenergie.

Geister bestehen aus vier Gruppen. Es gibt den höchsten Geist und Schöpfer, der eine Art einzigartiges Energiekraftfeld darstellt. Dann folgen die Götter und höheren Geister, die die unermesslichen Kräfte der Natur versinnbildlichen. Genauso gibt es menschenähnliche Geister und Ahnen und die kleineren Naturgeister. Alle bilden die Manifestation der gleichen Schöpfung, was wiederum auch den Seelen möglich ist. Diese können sich zeitweise außerhalb des Körpers manifestieren. Die Seele ist dabei immer mit der Natur des Geistes identisch und benötigt für das Erscheinen ebenfalls einen subtilen Körper. Dabei ist die Bewegung schnell, da sie immer energetisch erfolgt. Um sich das Ganze besser vorzustellen, hat der Schamane den Vogel als Vorbild genommen und spricht von der Reise auch als Flug. Die Geist- und Seelenenergie vibriert in verschiedenen Frequenzen und verändert so ihre Form.

8.3 Die vier Körper

Jedes lebende Individuum besitzt nach der schamanischen Auffassung zu Geist und Seele vier Körper. Auch diese sind frei beweglich und arbeiten zusammen. Befinden sie sich in einem ausgewogenen Verhältnis und Gleichgewicht zueinander, sind auch Denken und Sehen klarer. Nur wenn sie gereinigt und aufeinander abgestimmt sind, ist auch eine Verständigung zwischen Seele, Geist und Persönlichkeit möglich. Der Körper ist zugleich Gefäß und eine direkte Leitung zu den anderen Ebenen.

Unterteilt wird das Gesamtkonstrukt dann in den physischen Körper, den ätherischen, den astralen und den mentalen Körper. Der physische ist der grobstoffliche aus Knochen, Gewebe, Fleisch und Muskeln. Der ätherische

Körper ist der Energiekörper und gleichzeitig auch der Träger der Lebenskraft, die wiederum den physischen belebt und erhält. Als subtile Form ist dieser Körper mit dem physischen vollständig verbunden. Jedoch wirkt alles, was der ätherische Körper erfährt und aufnimmt, auf die Erfahrung des inneren Gleichgewichts und Raums.

Noch subtiler ist dann der astrale Körper, der ein reines Energiefeld ist und sich auch über die Grundstruktur des eigentlichen Körpers ausdehnen kann. Sichtbar wird er in schamanischen Zeremonien durch pulsierende Lichter und Farben oder durch energetische Wirbel oder Chakren entlang der Wirbelsäule. Erreichbar ist der astrale Körper lediglich durch Hypnose oder Trance.

Der vierte und mentale Körper stellt die Vernetzung zum ätherischen Körper dar und ist damit eine reine Struktur, die alle Körper zusammenhält. Er schließt sozusagen am Emotionskörper an und durchdringt in gleicher Form alle Schichten als feine Strukturlinien. Vergleichbar ist das mit einem Computer. Der Mentalkörper ist das Feld für alle Informationen und deren Speicherung. Er gestattet das Abrufen von Sinneseindrücken, Erinnerungen und Wahrnehmungen wie auch deren Deutung. Die Gedanken sind dabei die Bits des Verstandes und werden durch den mentalen Körper zusammengesetzt und zur Verfügung gestellt.

8.4 Die Körper-Geist-Seelen-Einheit für die Seelenrückholung

Für die Wahrnehmung und den Heilprozess ist es dann wichtig, ein Bild konkreter wahrzunehmen, sich vorzustellen und es in ein inneres zu verwandeln. Dabei werden alle vier Körperebenen beansprucht, genauer das Gehirn, der Verstand und Geist, das Bewusstsein, die spirituelle Auffassung und das Unterbewusstsein oder die mentale Struktur. In Letzterer wird alles, was wir im Laufe unseres Lebens erfahren, gespeichert und innerhalb eines Felds verschoben. Anders als das Gedächtnis, das auf bestimmte Erinnerungen zurückgreift, ist das mentale Feld für alle Ablagerungen gedacht. Es ist entsprechend ein wesentlich größeres Speicherorgan und konfrontiert uns dann auch mit überraschenden Eindrücken und Erinnerungen, die längst vergessen waren.

Auf diese greift der Schamane während seiner Behandlung zurück oder aktiviert verschiedene Ebenen. Es wird genau überprüft, wie viele Seelen vorhanden sind und in welcher energetischen Struktur sie agieren. Ein bekanntes Heilverfahren ist die Seelenrückführung oder Seelenrückholung. Das Konstrukt aus Körper, Geist und Seele ist wiederum mit allem verbunden, während auch Natur, Tier, Stein und Pflanzen beseelt sind und daher geschätzt und respektiert werden. Selbst Landschaften, Orte und Häuser können beseelt oder von Energien besetzt sein. Die nicht sichtbare Welt fließt nahtlos in die sichtbare ein. Der Schamane kann in allen Energiefeldern agieren.

Seelenverluste finden meistens dann statt, wenn ein traumatisiertes Erlebnis erfolgte und sich ein Teil der Seelen abspaltet, um den Schock zu verkraften. Mittels Trance begibt sich der Schamane dann in die andere Welt, die eine Art seelische Landkarte ist, und holt die Seelenanteile, die verloren gegangen sind, wieder zurück. Das Ganze geht in moderner Form sogar als eine Fernbehandlung, da Raum und Zeit in der anderen Welt keine Bedeutung haben. Möglich ist das nur, weil das Konstrukt eine Einheit bildet, während wir immer nur von Körper und Geist ausgehen, während das, was wir sind, viel tiefschichtiger ist.

9. Schutzgeister, Hilfsgeister und Krafttiere als Wegbegleiter, zum Schutz und zur spirituellen Stärkung

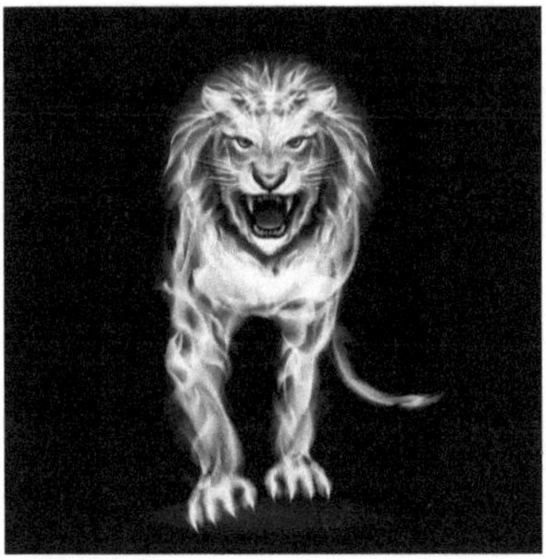

Um die schamanische Welt etwas besser zu erfassen, ist es wichtig, die Hintergründe zu kennen, die eine Bewusstseinsreise dieser Art ausmachen. Zum Betreten der Ober- oder Unterwelt ist immer ein Schutzgeist notwendig. Ohne diesen ist es unmöglich, andere Wirklichkeitsebenen zu betreten. Sie dienen als Basiskraftquelle und gestatten auch die Verbindung mit spirituellen Kräften. Solche Erlebnisse sind sehr intensiv, so dass der Schutzgeist auch die Aufgabe hat, als Alter Ego zu fungieren und dem Schamanen das Verarbeiten aller Erlebnisse zu erleichtern.

Geister überhaupt haben im Schamanismus eine höhere Macht, wobei in körperliche und körperlose unterschieden wird. Sie sind verteilt auf die drei Welten der schamanischen Kosmologie, wobei entsprechend auch in der irdischen Welt Geister vorhanden sind, die wir allerdings ohne schamanische Kenntnisse nicht wahrnehmen können. Dazu gibt es Geister, die Zerstörung und Tod bringen, und andere, die Schutz und Harmonie ermöglichen.

Der Schamane kann dabei alle nutzen und lenken, entsprechend auch eine negative Wirkung erzielen. Daher wird der Schamanismus in den weißen und in den schwarzen eingeteilt. Der Umgang mit dunklen Kreaturen ist gefährlich, aber auch die hellen können ihre Kräfte umkehren. Diese stehen noch einmal separat zu den Schutz- und Hilfsgeistern, denen sich der Schamane bedient und die immer im engen Kontakt mit einem Menschen stehen, entsprechend körperlos sind und Energiezufuhr benötigen. Das geschieht durch Opfergaben, Nahrungsaufnahme, Gebet, Ritual oder Gefühle.

9.1 Schutzgeister und Hilfsgeister

Den Schutzgeist findet der Schamane bereits bei seiner Einweihung und fragt ihn dann bei jeder Reise um Rat. Er kann sowohl seinen Schutz einfordern als auch Hilfe für andere von ihm erbitten. Eine Reihe weiterer Hilfsgeister kommen hinzu, besonders wenn der Schamane mächtig ist oder eine Art Meisterschaft erreicht hat. Schutzgeister unterscheiden sich durch ihre Aufgabe und Funktion. Zu ihnen kann durch Rituale Kontakt aufgenommen werden, während sie gleichzeitig hinter dem Menschen stehen und ihn unbewusst lenken.

Schamanen wiederum arbeiten mit Amuletten und Talismanen, die die Energie des Schutzgeistes einfangen oder befreien. Es gibt auch Masken und Schutzmäntel oder Hemden, die den gleichen Zweck erfüllen und für mehr Sicherheit sorgen. Manchmal ist auch das Tragen von mehreren Amuletten möglich, um den Schutz zu erhöhen oder für bestimmte Zwecke Harmonie, Gesundheit und Stärkung zu erzielen.

Vorstellen können wir uns den Schutzgeist als feinstoffliches Wesen. Gegenüber Dämonen, dunklen Kreaturen und Geistern hat er nie bösartige Absichten, sondern schützt den Menschen als Astralwesen. Diese Form der Vorstellung gibt es auch in verschiedenen Religionen. Im Christentum wird von Engeln gesprochen, im Totenreich des tibetischen Totenbuchs von Padmasambhava begegnen dem Verstorbenen verschiedene Götter - und Geisterscheinungen, die nicht immer auf Anhieb in ihrer wirklichen Gestalt erkannt werden und dann zunächst auch Furcht einjagen können. Im Bardo, den der Tote nach dem Sterben betritt und durchwandert, haben sie jedoch die Aufgabe, den Toten zu führen oder zu leiten, damit er entweder wiedergeboren wird oder in das Nirwana eingehen kann.Im Schamanismus stehen neben Schutz- und Hilfsgeistern auch die Ahnen- und Totengeister aus der Unterwelt zur Verfügung. Gleichfalls gibt es Naturgeister oder den Herrn oder die Herrin der Tiere als Gottheit der Natur und Gebieter über Leben und Tod der Tiere.

In Sibirien lebte der Herr der Tiere in Bärengestalt tief in der Taiga. Bei den Eskimos war Sedna die Gebieterin über das Meer und die Fische. Bei den tungusischen Völkern gab es die Herrin der Hirsche und Elche, die im Wurzelwerk des Weltenbaums lebte und aufgesucht werden konnte. Die Beispiele für diese Art Geistwesen sind vielseitig.

Allen ist gemeinsam, dass sie bestimmte Tiere beschützen und auch die Entscheidung darüber treffen, ob der Mensch sie jagen und töten darf oder nicht. Die rituelle Verbindung ist unübersehbar, auch die Demut der nativen Völker vor der Natur und den darin wirkenden Kräften. Das machte zahlreiche Rituale und Opfergaben notwendig, die dazu gedacht waren, den Naturgeist milde zu stimmen oder eine Jagd erfolgreich zu meistern.

Bei den Indianern ging es darum, sich auf eine Visionssuche zu begeben, wobei das Folgen eines Tiers ebenso dazugehörte wie das Finden des eigenen Tiers, das dann zum Schutzgeist wurde oder die spirituelle Kraftquelle darstellte. Der Schutzgeist kann im Schamanismus aber auch in menschlicher oder göttlicher Gestalt auftreten, ein Schatten, Doppelgänger, Alter Ego oder eine Außenseele sein. Einige Völker glaubten, dass die enge Verbindung zum Schutzgeist oder Geisttier sogar die Gefahr barg, das Leben des Menschen zu gefährden, wenn dieses von böswillig gesinnten Menschen benutzt oder gefangen wurde. Wenn der Schamane seine Trommel schlug und den Tanz für seinen Schutzgeist aufführte, trug er nie nur die Maske des Tieres, sondern wurde zu diesem bzw. versetzte sich in den Geist des Tieres. Die Maske war nicht nur ein Gegenstand der Verdeckung des eigentlichen Gesichts, sondern ihr wohnte die Kraft des verkörperten Tieres inne.

Dazu trug die Schaffung der Maske als vorbereitendes Ritual bei, für die bestimmte Materialien und rituelle Fertigungspraktiken benutzt wurden. Beim Tanz wurden dann die Bewegungen und auch das Verhalten und die Stimme des Tieres nachgeahmt. Zwischen Tierbegleiter und Schamane bestand und besteht bis heute eine tiefe und enge Bindung. Der Schutzgeist besitzt dabei niemals den Schamanen, sondern dieser immer nur den Schutzgeist. Eine Gefahr besteht nicht, sich auf die Suche nach dem eigenen zu begeben. Wenn er gefunden ist, verteilt sich seine Kraft im gesamten Körper, selbst wenn er in diesem ein und aus geht und nicht immer anwesend ist. Die Kraft oder Energie des Schutzgeistes bleibt gespeichert.

Hilfsgeister wiederum helfen dem Schamanen bei der Heilung und übernehmen diese zum Teil auch. Sie sind fast immer Tiergestalten und werden je nach Bedarf aktiviert. Ebenso können sie wilde Pflanzen sein, denn in der Betrachtungsweise des Schamanen ist alles beseelt und aktiv. Eine entscheidende Wirkung haben Hilfsgeister in der Tiergestalt auch bei der Einleitung in eine schamanische Sitzung oder bei der Vorbereitung für die Trance und Reise in die andere Welt. Die Anwesenheit eines Hilfsgeistes wird durch Tierschreie verdeutlicht oder indem der in Trance verfallene Schamane das Verhalten des Tiers nachahmt. Benutzt wird eine Geheimsprache, um mit Hilfsgeistern zu kommunizieren. Auch eigene Gesänge und Lieder gehören dazu, wobei jeder Schamane seine eigenen entwickelt.

9.2 Die Faszination der Krafttiere

Der Schamane, der im Tanz mit seinem Schutzgeist verschmilzt, geht daraus verwandelt als Krafttier hervor. In der späteren Neo-Schamanen-Bewegung nimmt dieses einen gesonderten Platz ein und gehört zu allen Ritualen und Reisen dazu. Krafttiere sind nie ein einzelnes und bestimmtes Tier, das den Schamanen schützt und begleitet, sondern er nutzt die Stärke aller Tierarten, darunter die aller Adler, Bären, Fische, Vögel oder Schlangen. Das Tier ist Begleiter und besitzt auch außergewöhnliche Fähigkeiten. Oft haben Menschen bestimmte Tiere, zu denen Kontakt aufgenommen werden kann oder denen sie häufiger begegnen. Diese Verbundenheit zwischen Mensch und Tier gehört zu den wesentlichen Merkmalen des Schamanismus, wobei die Kraft des Tieres auch die Verbindung zum Menschen herstellt.

Ein Krafttier muss in der Regel nicht wie ein Schutzgeist erworben werden, ist aber auch kein Totemtier. Dieses ist Teil unserer Seele, Ausdruck unseres Charakters und stellt somit eine Erweiterung zu unserer Persönlichkeit dar. Kinder fühlen sich von bestimmten Tieren oftmals magisch angezogen und können nicht erklären, weshalb das so ist.

Gegenüber Schutzgeistern oder dem Totemtier begleitet ein Krafttier den Schamanen oder auch normalen Menschen nur eine bestimmte Zeit lang, meistens, wenn Unterstützung und Hilfe notwendig ist oder wenn eine höhere Barriere der Entwicklung erreicht werden soll. Das bringt mit sich, dass das Krafttier in den verschiedenen Lebensabschnitten auch wechselt. Dabei kann es sichtbar sterben oder verschwinden oder wird durch ein anderes ersetzt.

Krafttiere werden nach Eigenschaften, Stärke oder Art eingeteilt. Es gibt Säugetiere, Amphibien, Fische, Insekten, Vögel, Spinnen und Kriechtiere. Sie können dabei ebenso eine Erscheinung sein, die sich jenseits ihres eigentlichen Elements bewegt und so zu einer Art Fabelwesen wird. Dadurch erscheint z. B. eine Schlange mit Flügeln und bewegt sich in der Luft, obwohl sie eigentlich ein Kriechtier ist. Auch Krafttiere begleiten die Arbeit des Schamanen, stärken und schützen ihn. Ausgangspunkt bildet die Annahme, dass jeder Mensch einen Schutzgeist und Krafttiere besitzt, die als Hüter auftreten, dabei nicht den Verstand ansprechen, sondern die nichtrationalen Ebenen und die Seele.

Im modernen und täglichen Leben können wir, unabhängig von Schamanismus, unser eigenes Krafttier anrufen und dessen Energie positiv nutzen. Die Tiere sind weiblich oder männlich und haben differenzierte Stärken und Schwächen. Die Aufgabe des Krafttieres liegt darin, den Menschen als Begleiter spirituell, geistig, seelisch und körperlich zu unterstützen und zu führen, ihm auch bestimmte Hinweise für die spirituelle Erneuerung zu geben. Ebenso ist das Krafttier in der Lage, den Menschen zu warnen oder vor Gefahr zu beschützen. Jede Lebensphase erfordert ein anderes Tier mit bestimmten Kräften. Automatisch wächst in dieser Zeit dann auch das Vertrauen zueinander oder die Verehrung des Tieres durch den Menschen. Sie sind Geistwesen, die auch heilen können, oder sind unsere innere Stimme, auf die wir lauschen, wenn wir unsicher oder verzweifelt sind. Dabei kann wirklich jedes Tier, so unscheinbar und klein es auch sein mag, zu unserem persönlichen Krafttier werden und auch Botschaften übermitteln. Im Körper gehalten wird es durch Tanz und Hingabe. Je mehr wir unser Krafttier unterhalten, desto mächtiger wird es und desto länger bleibt es uns erhalten.

Tiere allgemein haben in vielen Kulturen eine Bedeutung und sind auch Symbol, Sternzeichen und Aszendent. Krafttiere wiederum erscheinen wirklich, in Träumen, in der Mediation oder in der Imagination. Ihr Auftauchen ermöglicht Selbsterkenntnis, Führung und Verbindung. Zwar geht es weniger darum, welches Krafttier erscheint und welches wir tatsächlich bevorzugen, als darum, welche symbolische Deutung es für den Augenblick hat, trotzem sollten wir immer, wenn wir einem Tier in außergewöhnlichen Momenten begegnen, darüber nachdenken und versuchen, die Zeichen für uns zu deuten. Im Schamanismus sind häufig Tiere genannt, die eine bestimmte Stärke aufweisen oder fliegen können und deren Kraft der Schamane nutzt. Zum anderen übermitteln die Tiere ihre Botschaft durch Aussagen, Hinweise, Symbole und Metaphern.

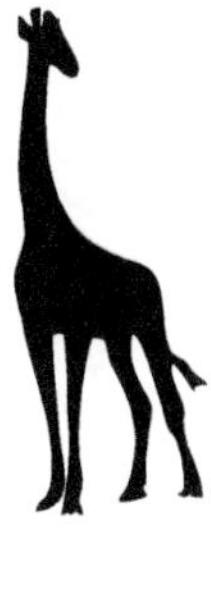

Für den Schamanen ist das Krafttier immer auch sein Alter Ego und überträgt seine Kraft auf ihn, wie das auch umgekehrt sein kann. Dabei wird die Transformation als wirklich empfunden. Diese Vorstellung reicht weit über den alten schamanischen Glauben hinaus, dass Menschen die Fähigkeit haben, sich in ein Tier zu verwandeln. Die Metamorphose kann auch mit verschiedenen Substanzen erreicht werden.

Häufiger erleben Menschen im Rausch psychedelischer Ekstasen, dass sie wie Vögel fliegen oder wie Fische schwimmen. Vermehrt tauchen dann auch Tiere und Reptilien auf, die als bedrohlich oder als Schutz wahrgenommen werden. Naturvölker wiederum nahmen die Gestalt von Tieren im Tanz an und formten auch ihre Masken und ihren Federschmuck nach dem Vorbild der Tiere. Eine Nachahmung war dabei ganz normal und sogar Teil des Lernprozesses.

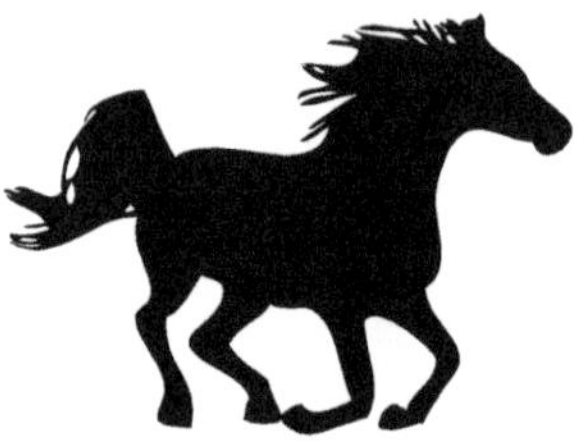

Bei den sibirischen Schamanen galten Wölfe, Rentiere, Füchse und Bären als Krafttiere, auch Schlangen, Vögel, Fische, Pferde und Raben. In

Nordamerika waren Bären, Adler und Insekten maßgebend. Die Schlange ist fast immer Sinnbild in vielen Kulturen, kann einen oder mehrere Köpfe haben oder mit dem Körper symbolisch die Welt stützen.

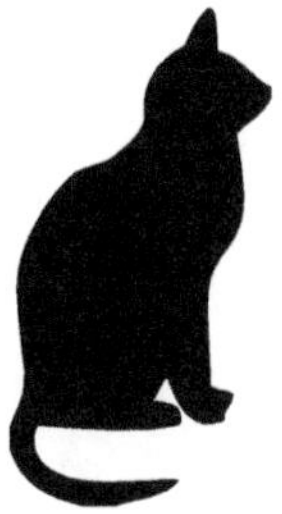

Das Tier ist Kostüm und Maske zugleich, wodurch das Einswerden im Tanz noch einmal verstärkt wird. Auch haben einige Naturvölker Tiergötter beschworen oder ihnen Opfer gebracht. Bestimmte Tiergeister sind traditionell überliefert und haben jeweils für den Stamm eine bestimmte Bedeutung. Der Schamane kann durch seine Verwandlung in das Krafttier in andere Welten reisen und dort feindliche Geister und Wesen bekämpfen. Es geht beim Tanz daher weniger um die reine Imitation des Tieres als um die tiefere Verbindung.

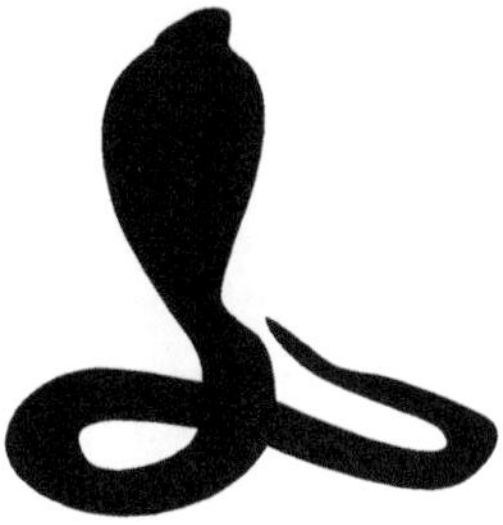

Im modernen Schamanismus sind Krafttiere auch ein Spiegel der Seele. Wenn das spirituelle Leben gestört wird, entstehen Beschwerden, die damit gedeutet werden, dass der Mensch seine Verbindung zu seinem inneren

Krafttier verloren hat. Es gilt dann, diese wiederherzustellen und so auch die Seele zu reinigen. Einem Krafttier können darüber hinaus auch weitere Geistwesen zugeordnet werden, die eine Selbstfindung erleichtern. Die Begegnung und Verbindung ist dabei angenehm und erleuchtend, kann aber auch schmerzhaft und anstrengend sein.

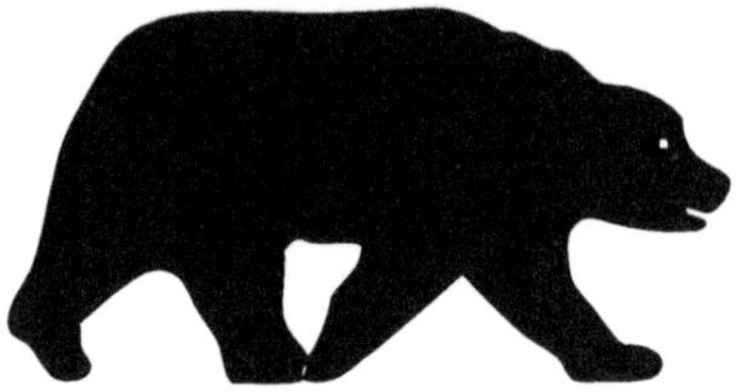

Die häufigsten Krafttiere und Tiergeister sind Pflanzenfresser, Raubtiere und Vögel. Adler und Falke, Bär, Fuchs und Wolf, Elefant, Schildkröte, Maus und Schmetterling können vom Menschen gerufen werden. Das Krafttier ist im Schamanismus dann auch noch einmal etwas anderes als das ursprüngliche Totemtier. Dieses ist immer Teil der menschlichen Seele und bestimmt seine Persönlichkeit. Wir können uns mit dem Totemtier vertraut machen, indem wir uns spontan das Tier vorstellen, zu dem wir uns hingezogen fühlen. Das ist der Anfang, um mit dem Totemtier Kontakt aufzunehmen, da es sich dann visualisiert und häufiger in Erscheinung tritt. Es ist nach esoterischer Ansicht ein dauerhafter Begleiter, während das Krafttier, wie bereits erwähnt, nur bestimmte Aufgaben übernimmt oder uns in einem bestimmten Lebensabschnitt zur Seite steht. Danach verschwindet es oder wird durch ein anderes ersetzt.

Damit wir selbst unser Krafttier in uns aufspüren, gibt es die Möglichkeit des Tanzes und der inneren Versenkung. Ein monotoner Klang durch Rasseln verstärkt die Beschwörung. Wir können in uns hineinlauschen und uns eine Vielzahl an Tieren vorstellen. Wenn wir eines finden, zu dem wir spontan mehr Zuneigung entwickeln oder das sich uns in einer positiven Form nähert und häufiger sichtbar wird, handelt es sich wahrscheinlich um das verborgene Tier, das durch eine Nachahmung in der Bewegung und auch in seinen Rufen erspürt und aus der Versenkung hervorgelockt werden kann. Zeremoniell kann dann eine Einladung an das Tier erfolgen, in unseren Körper zu gelangen und dort zu verbleiben.

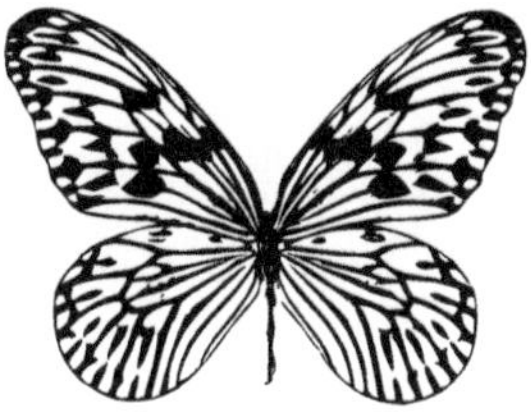

Ein Krafttier ist dabei immer harmlos und hat niemals den Wunsch zu einem Angriff. Es ist nur aufgetaucht, weil wir es gerufen haben oder, weil wir Hilfe benötigen. Das Krafttier kann dann jederzeit auch um Rat gebeten werden, wofür die Reise in die andere Welt notwendig ist. Das ist sowohl für ein persönliches Anliegen möglich als auch, um selbst schamanische Unterstützung für andere zu leisten.

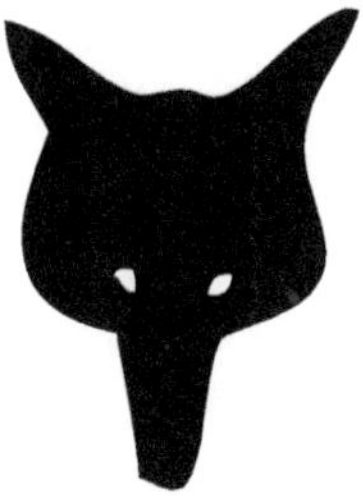

Krafttiere gestatten aber auch eine bestimmte Deutung und Vorhersage. Begegnen wir ihnen im Traum oder im wirklichen Leben, sind sie Hinweis für ein kommendes Ereignis oder für eine notwendige Veränderung. Sie symbolisieren ihre eigene Stärke und Schwäche, die positiv genutzt oder verändert werden kann. Haben wir geschafft, dass es für eine Zeitlang in unserem Körper lebt, wird dieser resistenter gegen Angriffe, kraftvoller und widerstandsfähiger. Das zahlt sich auch bei der Infektions- und Krankheitsabwehr aus oder hat Einfluss auf unsere mentale Verfassung.

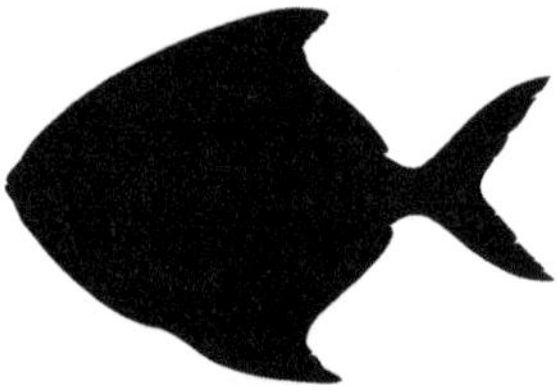

Für andere können verlorene Krafttiere ebenfalls zurückgebracht werden, da der Verlust auch mit Krankheit oder geistigen Blockaden einhergeht. Es heißt, dass der Eintritt in die Geisterwelt durch einen Tunnel erfolgt, hinter dem sich die Ebene öffnet und in der mehrere Tiere erscheinen. Wenn davon eines sich viermal zu erkennen gibt, ist es das richtige, das zurückgebracht werden muss. Die Übermittlung an den anderen erfolgt durch den Schamanen durch Einblasen in den Körper. Danach ist ein Tanz notwendig, um das Krafttier willkommen zu heißen. Der geschwächte Zustand verändert sich, der Körper gewinnt seine Kraft zurück. Oft zeigt sich, dass das Krafttier, das zurückgebracht wurde, mit der Vorstellung übereinstimmt, die der andere von seinem Krafttier hatte. Auch kann er diesem zuvor begegnet sein und erkennt es im zurückgeholten Tier wieder.

9.3 Die wichtigsten Krafttiere im modernen Schamanismus und ihre Bedeutung

Ein bedeutendes Ereignis in der Kunstwelt war die Aktionskunst von Joseph Beuys, der sich unter dem Thema „Ich liebe Amerika und Amerika liebt mich" zusammen mit einem wilden Kojoten in einen Käfig einsperren ließ, um mit diesem einen inneren Dialog zu führen. Der Kojote gehört bei den Schamanen zu den heiligen Tieren, so dass auch der Künstler bald als ein solcher bezeichnet wurde. Ihm ging es um die Kommunikation mit der Natur und dem ursprünglichen Amerika, während auch der Protest gegen Krieg und Zerstörung anklang, was gerade in den 60er Jahren und in Zeiten des Vietnamkriegs Sinn ergab. Schamanische Versionen hat auch der aus Peru stammende Künstler Pablo Amaringo in seinen Gemälden wiedergegeben. Hier reicht die Darstellung immer über die reine Kunst hinaus und soll Liebe, Weisheit und Respekt vermitteln. Das Krafttier und die Symbolik sind wichtige Wegbegleiter.

Heute haben Krafttiere die Aufgabe, auf etwas hinzuweisen oder Schutz, Kraft und Unterstützung im Alltag zu bieten. Sie kennen den Weg durch die Geisterwelten und können auch bei der Trance ein wichtiges Hilfsmittel sein. Dazu sorgen sie für die körperliche Gesundheit des Menschen bzw. ihres Besitzers. Sie werden als emotional nah empfunden, wobei die Beziehung zwischen Mensch und Tier verstärkt wird und auch eine Personifizierung möglich ist. Das erleichtert die Kommunikation.

Das Wissen der Krafttiere ist dabei nicht überdimensional, sondern natürlich. Unter der Vielzahl der Tiere, die den Menschen begleiten, gibt es wichtige, die besonders für Stärke, Natur und Weisheit stehen. Dazu gehören der Adler, die Ameise, der Biber, der Bär, das Eichhörnchen, die Eidechse, der Elch oder das Rentier, der Elefant, die Eule, die Fledermaus, der Hase, der

Jaguar, die Katze, der Kojote, die Krähe, der Löwe, die Möwe, der Rabe, das Pferd, die Schildkröte, die Schlange, der Schmetterling, die Spinne, die Taube, der Tiger, der Wal und der Wolf.

Um Krafttiere zu finden, ist oftmals der Gang in die Unterwelt notwendig. Das Krafttier ist nicht zwingend das eigene Lieblingstier und wechselt, wie schon gesagt, im Leben als Begleiter häufiger. Es stellt sich bei der Begegnung vielmehr eine enge und vertraute Verbindung her, als würden wir kurzzeitig zu uns selbst finden. Die, die sich nicht verändern und ständiger Begleiter sind, bleiben die Totemtiere. Diese zeigen sich selten direkt, sondern tauchen dann auf, wenn tiefere Themen berührt werden oder ein intensiver Traum zur Wahrheitsfindung beitragen soll. Zu den Totemtieren gehören auch Fabeltiere wie der Drache, der jedoch im Schamanismus ein Tier wie alle anderen ist, ebenso wie das Einhorn. Der Drache ist allen Elementen zugeordnet, während Krafttiere ein bestimmtes ansprechen. Er steht für uraltes Wissen und die All-Verbundenheit mit der Erde und der Natur.

Dabei ist das Kategorisieren in Bedeutungen nicht immer praktisch und grenzt die Fähigkeiten teilweise stärker ein, da die Zuordnung natürlich nur einen Teil ausmacht. Möglich ist allerdings, dass Rückschlüsse auf menschliche Bedürfnisse oder den eigenen Charakter gemacht werden können. Die Bedeutung zu kennen, lohnt sich daher. Wir zeigen die wichtigsten Krafttiere in ihrer spirituellen Zuordnung.

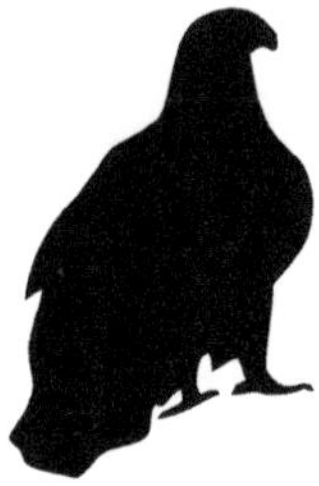

*** Der Adler**

Der Adler ist eines der mächtigsten Krafttiere und steht für Erfolg, Freiheit und den höheren Geist. Er ist der „Vater des ersten Schamanen“ und repräsentiert das höchste Wesen. Er schärft die Sinne und den besseren Überblick über das Leben. Er ermöglicht die Wahrnehmung aus verschiedenen Blickwinkeln und Perspektiven. Das Krafttier ist der Archetyp der Geisterwelt, ist häufiger Begleiter und Beschützer, wobei der Nutznießer von der Kraft aller Adler profitiert. Auch in schlechten Zeiten öffnet der Adler die Möglichkeit, Mut zu haben und gewagte Wege einzuschlagen, die dann zu positiven Veränderungen im Leben führen. Er steht für Wachsamkeit und Schwungkraft, kreist als König der Lüfte über dem Dasein und weist den Weg. Die Elemente vereinen sich im Adler, wobei die Luft den Hauptanteil ausmacht. Auf dem Medizinrad (Näheres dazu in den Kapiteln 10 und 13) ist das Tier im Osten zu finden und vermittelt immer eine Kraftbotschaft.

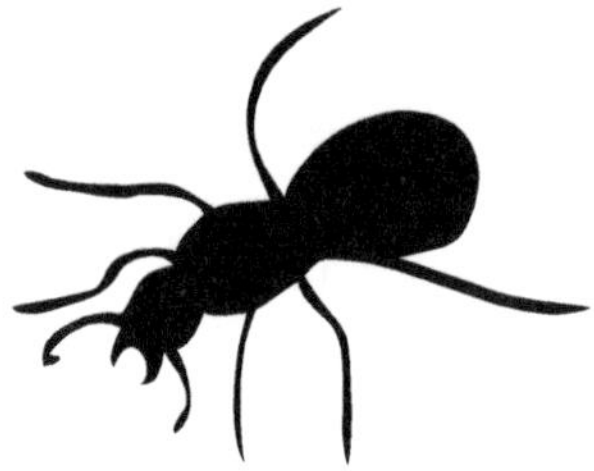

*** Die Ameise**

Die Ameise steht als Krafttier für die Gemeinschaft und möchte an eine notwendige Zusammenarbeit erinnern. Das ist nur möglich, wenn Selbsterkenntnis und Liebe verwirklicht werden. Die Ameise fordert zur Verbindung mit anderen auf und zur Umsetzung von Plänen, Projekten und Wünschen. Sie macht auch ein mögliches Überschreiten von Grenzen sichtbarer und erlaubt das Erinnern daran, dass sich Gedanken manifestieren und so intensiver wirken können. Auf dem Medizinrad gehört die Ameise in den Westen und ist mit der Natur verbunden. Sie verkörpert Emsigkeit, Ordnung und Disziplin. Sie teilt bei einer Begegnung mit, dass der optimale Weg beschritten wird.

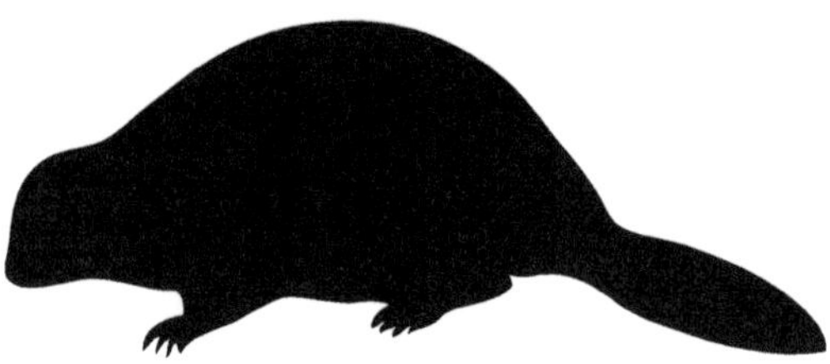

*** Der Biber**

Das Krafttier Biber ist ein Gestalter und Erbauer der Wirklichkeit und steht im engen Kontakt zum Wasser und zur Natur. Es soll helfen, die Sinne für die Wirklichkeit zu wecken und Visionen zu vertiefen, um aus ihnen zu lernen. Der Biber ist ein Baumeister und strukturiert Wünsche und Vorstellungen. Er steht für Sorgfalt, Zuverlässigkeit und Sicherheit und kommt als lebenslanger Begleiter oder als Hilfsgeist in das Leben der Menschen. Manche haben mehrere Krafttiere, wobei der Biber dann bestimmte Aufgaben übernimmt. Als Schwimmtier findet sich der Biber im Süden des Medizinrads und steht in direkter Verbindung mit den Emotionen.

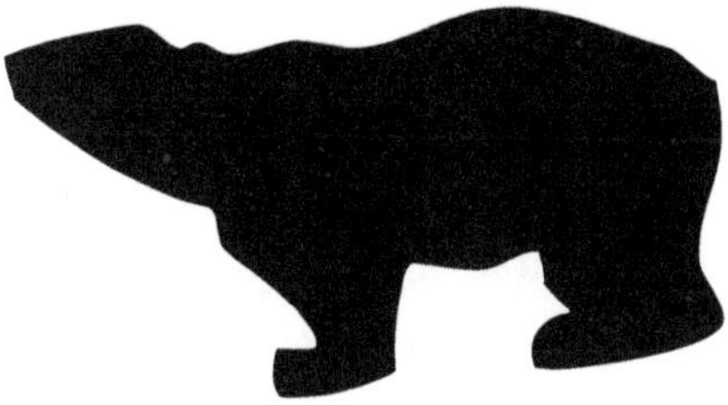

*** Der Bär**

Der Bär bringt Stärke, Gelassenheit und Bodenständigkeit. Besitzer dieses Krafttiers legen sich eine dicke Haut zu und sind entschlussfreudiger. Der Bär lässt sich nicht aus der Ruhe bringen, kann jedoch, wenn Gefahr droht, seine Stärke demonstrieren und sich verteidigen. Zurückhaltung und Zuverlässigkeit sind wichtige Merkmale dieses Krafttiers, wobei sich die Eigenschaften positiv übertragen. Der Bär kann ein lebenslanges Totemtier sein, aber auch sporadisch dann auftreten, wenn es gilt, zu sich selbst zurückfinden zu müssen und in sich selbst hineinzuhorchen. Symbolisch vermittelt der Bär Mutterschaft und Erdnähe, erlaubt das Hinauswachsen über sich selbst. Im Norden des Medizinrads steht er auf allen vieren und verteidigt sein Revier.

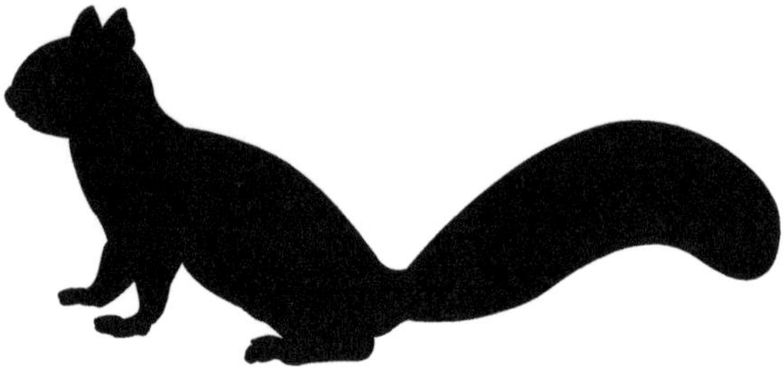

*** Das Eichhörnchen**

Balance, Weitblick und viel Flexibilität bringt das Eichhörnchen als Krafttier mit, das auf dem Medizinrad im Norden zu finden ist. Wie im echten Leben ist es flink, emsig und gewandt, verspielt und erinnert in der Begegnung daran, nicht gegen Widerstände anzukämpfen, sondern sich im Fluss des Lebens vertrauensvoll treiben zu lassen. Es ist wichtig, tiefer zu blicken und zu erkennen, welche Bereiche im Leben ausgewogen sind und welchen das Gleichgewicht fehlt. Genauso verkörpert das Eichhörnchen das Sammeln und Horten. Ein Anlegen von Vorräten ermöglicht das Zurückgreifen auf Reserven. Dafür ist Klugheit und Voraussicht notwendig, wobei das Krafttier behilflich ist. Es ruft gleichzeitig dazu auf, das Leben aus neuen Blickwinkeln wahrzunehmen und sich an die Umstände besser anzupassen.

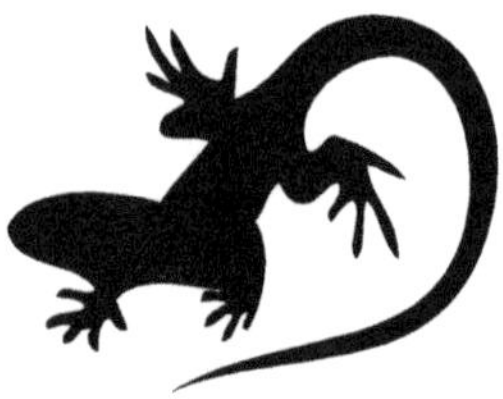

*** Die Eidechse**

Als Eidechse ist ein Krafttier nicht nur eine huschende oder erstarrte Bewegung auf einem Mauerwerk, sondern tritt vielmehr in bestimmten

Abschnitten des Lebens in Erscheinung. Es ist ein starkes Totemtier und soll an die inneren Träume erinnern. Es hilft dabei, die eigenen Visionen zu verwirklichen, und unterstützt mit seiner Kraft die Regeneration und Deutung.

Als Kaltblüter lieben Eidechsen die Sonne und ruhen dabei ganz in sich selbst. Im Norden des Medizinrads bleibt das Tier mit der Ur-Kraft verbunden. Trotzdem können sie blitzschnell auf etwas reagieren und sich verbergen, wenn Gefahr droht. Ihre geschärften Sinne sind auch für den Krafttiernutzer vorteilhaft. Dazu verbessert sich die Geschicklichkeit und Anpassungsfähigkeit.

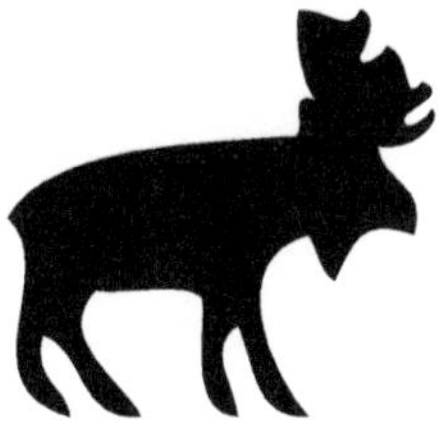

*** Der Elch**

Das Krafttier des Elches symbolisiert die Autorität und die Selbstachtung. Bei den sibirischen Schamanen sind der Elch oder das Rentier starke und zufriedene Tiere und stehen im Norden des Medizinrads. Das ist der Ort der Weisheit, wo gerade die Antennen des Geweihs auch auf die andere Welt verweisen. Der Elch behütet und trägt seinen Wirt, wobei dieser dann den Prozess der Transformation durchläuft und wiedergeboren wird. Während das Tier mit vier Beinen auf der Erde steht, reicht das Geweih in den Himmel. So bleibt der Elch mit allen Welten in Verbindung und vermittelt auch Mut und Stärke. Er kann eine Unterstützung sein, wenn die Fähigkeit verloren gegangen ist, sich über das Geleistete und Erreichte zu freuen. Durch ihn ist es möglich, die eigene Mitte wiederzufinden.

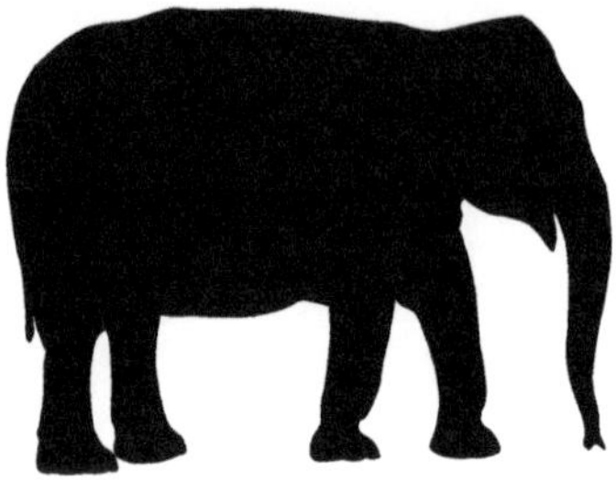

* Der Elefant

Das große und doch gutmütige Tier trägt schwere Lasten und steht als Krafttier für seelisches Wachstum und Mitgefühl, für Stärke, Ruhe und Ausgeglichenheit. Wie die Schildkröte wird auch der Elefant als Weltenträger verehrt und bringt als weißer Elefant Weisheit und ein gutes Gedächtnis. Auch die Verehrung der Ahnen und Toten ist im Elefanten verinnerlicht. Als Krafttier kann die Gabe gefördert werden, schlechte von guten Einflüssen zu unterscheiden und Menschen bewusster wahrzunehmen.

Die erdverbundenen Tiere stehen für die Gegensätze von Schwere und Leichtigkeit, Größe und Sensibilität, Schwarz und Weiß. Der Angriff erfolgt nur in Zeiten der Gefahr. Daraus kann auch der Nutznießer des Krafttiers Erkenntnisse ziehen und die eigene Verantwortung übernehmen. Der Elefant ist ein Vierbeiner und im Norden des Medizinrads zu finden, steht dort für Güte, Geduld und für das Beistehen in schweren Zeiten.

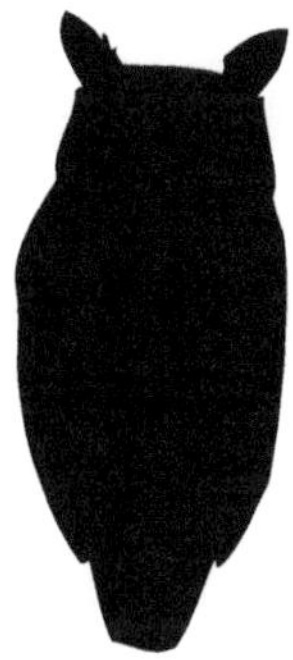

*** Die Eule**

Die Eule wird mit reiner Weisheit gleichgesetzt und ist ein Nacht- und Grenzwächter. Sie führt durch die Dunkelheit und steht symbolisch für klares Denken und Besonnenheit. Als Krafttier übernimmt sie die Führung als Seelenbegleiter in der Geisterwelt und hilft dabei, Ängste zu überwinden und die eigenen Sinne zu schärfen. Sie dringt in die Tiefen der Seele und öffnet das Bewusstsein.

Bei den Schamanen ist die Eule immer mit dem Totenreich verbunden und ist ein ausgezeichneter Jäger. Sie unterstützt die Kraftschöpfung und Intuition und trägt zum Überwinden von Täuschungen bei. Auf dem Medizinrad finden wir sie auf der östlichen Seite.

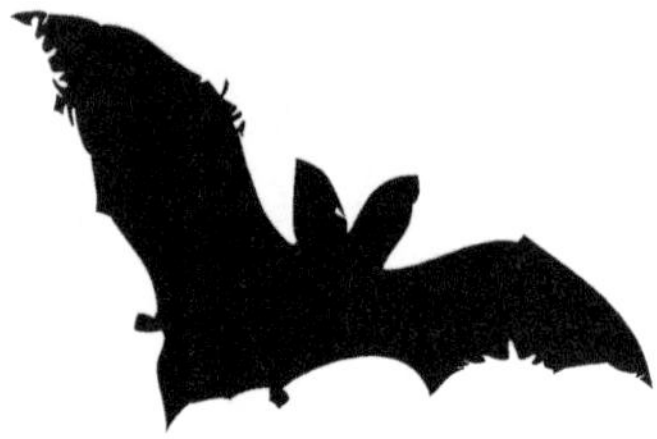

*** Die Fledermaus**

Die Fledermaus schärft als ein starkes Totem- oder Krafttier den siebten Sinn und verleitet dazu, auf das eigene Bauchgefühl zu hören. Es ist das Tier der Wiedergeburt und der Auferstehung, führt auch das Attribut der Unsterblichkeit. Die Kommunikation durch Ultraschall erlaubt die Orientierung im Dunklen, was besonders auf Reisen in die Unterwelt praktisch ist. Die Fledermaus hat eine verbesserte Wahrnehmung und als Krafttier die Aufgabe, die des Trägers auch zu verstärken. Sie ist im Osten des Medizinrads zu finden.

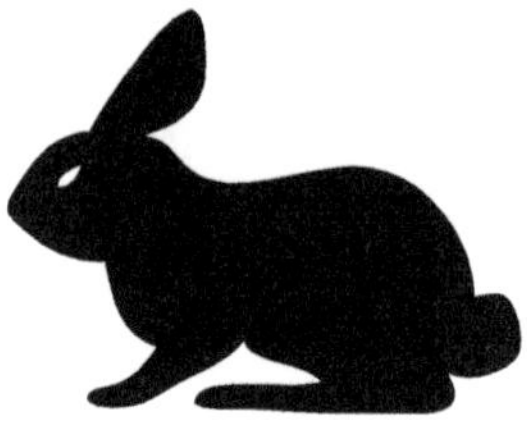

*** Der Hase**

Der Hase steht als Krafttier für die Fruchtbarkeit, Anpassungsfähigkeit, Lebenslust und die Intuition. Er vermittelt die Hingabe und fordert dazu auf, aufmerksam zu sein. Seine ausgezeichneten Sinnesorgane warnen dabei auch vor drohender Gefahr, so dass ein frühzeitiges Wahrnehmen möglich ist und die eigene Kraft so besser beherrscht wird.

Oft erscheint das Krafttier auch als Mondhase. Bei einer Begegnung mit dem Krafttier sind spirituelle Erkenntnisse möglich. Der Hase entspricht dem weiblichen Prinzip, ist auf dem Medizinrad im Norden zu finden und erlaubt das Versetzen in einen empfangsbereiten Bewusstseinszustand, um die Fülle des Lebens besser erfassen zu können. Damit einhergehen neue Ideen und neue Wege.

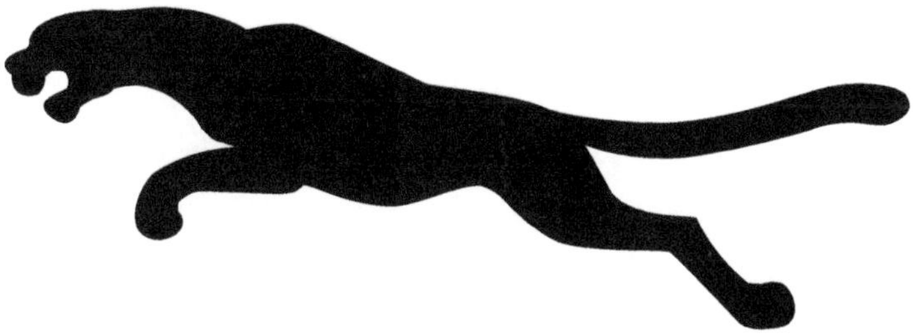

*** Der Jaguar**

Als drittgrößte Raubkatze ist der Jaguar als Krafttier ein sehr mächtiges Tier und erscheint meistens dann, wenn Sorgen, Ängste, dunkle Gedanken und Schatten aufgelöst werden müssen. Als Hilfs- oder Schutztier bereinigt der Jaguar das Energiefeld und die Aura. Bei den Schamanen wird das Krafttier zur Reinigung und Krankheitsheilung angerufen. Es verkörpert große Kraft und weiß um die tieferen Geheimnisse des Lebens. Dazu ist der Jaguar ein hervorragender Jäger und tötet all das, was nicht mehr lebensfähig ist, mit Verantwortung und Wissen. Ohne natürliche Feinde bietet der Jaguar Schutz und Führung und steht in direkter Verbindung mit den Ahnen. Auf dem Medizinrad ist er im Norden ansässig. Er symbolisiert Reife, tiefere Einsichten und die Einweihung in ein Ritual.

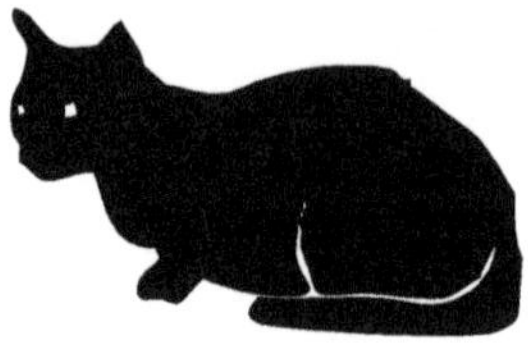

*** Die Katze**

Mit der Katze kommen Selbstbestimmung, Intuition und Freiheit ins Leben. Als Krafttier zeigt sie den Weg auf, der zur inneren Weisheit führt, fördert die geistigen Talente und stärkt den siebten Sinn. Das Tier ist wild und sanft zugleich, vermittelt auch als Krafttier Stärke und Spiritualität. Es öffnet als Totemtier den Eingang zur Unterwelt und kann auch durch die Dunkelheit führen. Gleichfalls können so telepathische Eigenschaften gefördert werden.

Die Katze ruft dazu auf, die eigene Verantwortung zu übernehmen und den eigenen Instinkten zu folgen. Die daraus erwachsene Freiheit ermöglicht Kraft und Selbstverantwortung. Auf dem Medizinrad ist die Katze als Vierbeiner im Norden angesiedelt. Sie ist nie dressierbar und doch eine hervorragende Führerin.

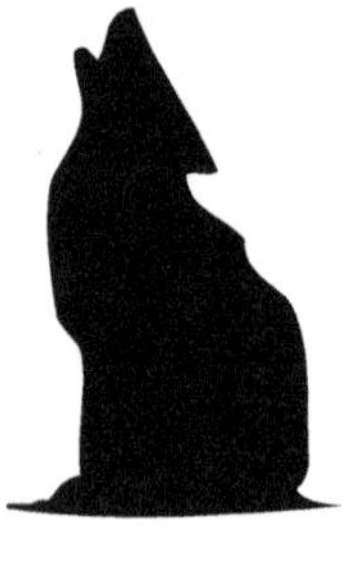

*** Der Kojote**

Mit dem Kojoten ist ein Zwiegespräch ebenso möglich wie der Tanz. Er möchte in der Begegnung als Krafttier darauf hindeuten, dass es wichtig ist, seine Ur-Instinkte zu aktivieren und die eigene innere Kraft zu nutzen. Das ist mit Leichtigkeit und Humor zu bewältigen. Häufig tritt das Tier dann in Erscheinung, wenn Menschen ihre eigene Schlauheit und Gewitztheit gegen Starrsinn und festgefahrene Meinung eingetauscht haben. Der Kojote agiert mit Tricks und möchte eine Lektion erteilen. Durch diese Übung ist es möglich, die eigenen Kräfte zu stärken und wieder gelassener auf das Leben zu blicken. Das Tier ist mit dem Mondrhythmus verbunden und im Norden des Medizinrads zu finden.

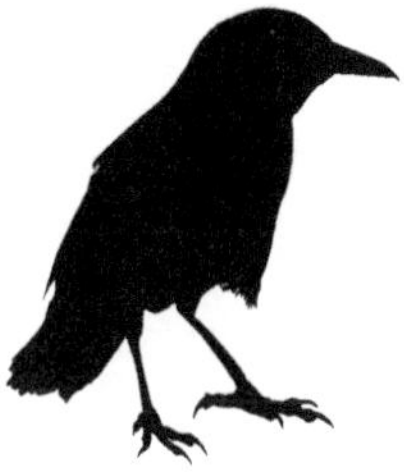

*** Die Krähe**

Die Krähe ist ein sehr intelligenter Vogel und weiß sich in allen Situationen zu helfen. Es heißt, wer einer Krähe ins Auge blickt, darf Einsicht in die Welt des Übernatürlichen gewinnen. Sie weiß um Geheimnisse und hütet heiliges Wissen. Sie entreißt als Krafttier auch den Schleier der Unwissenheit und macht sehend.

Als Totem- und Krafttier ermöglicht die Krähe eine schnelle Auffassungsgabe und Intelligenz. Sie unterstützt die Rückführung in die spirituelle Sichtweise und bringt ein Ungleichgewicht wieder ins Lot. Wer seinen Schatten kennt, kontrolliert die echte Erscheinung, wobei auch die Krähe unterstützend zur Seite steht. Sie findet sich im Osten des Medizinrads und kennt die Tiefen der Seele.

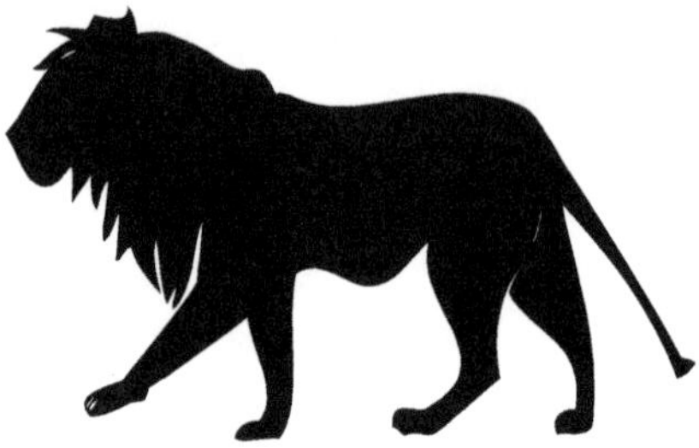

*** Der Löwe**

Mit dem Löwen kommen Macht, Stärke und Tatkraft in das Leben. Es geht darum, sein authentisches Selbst zu entdecken und Selbstvertrauen aufzubauen, damit sich die Weisheit des Herzens offenbart. Die Begegnung mit diesem Krafttier ist oftmals überwältigend und fördert auch Mut und Vertrauen. Der Löwe ist, wie der Adler, ein häufiges Wappentier und steht in Verbindung mit der Sonne. Der innere Glaube an sich selbst soll gestärkt werden. Dazu ist der Löwe als Begleiter eine Quelle der Energie und im Norden des Medizinrads zu entdecken.

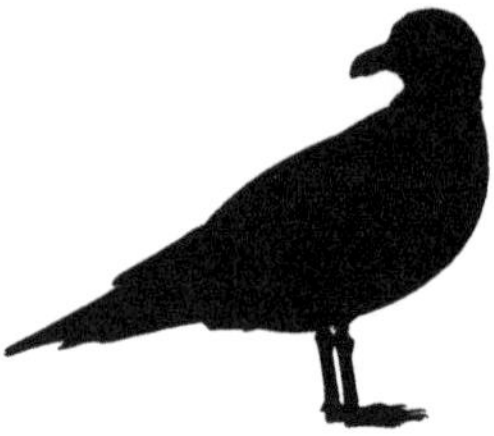

*** Die Möwe**

An Stränden finden sich viele verschiedene Möwen, die durch lautes Geschrei und eine außergewöhnliche Gemeinschaft auffallen. Fliegt die Möwe als Krafttier ins Leben, steht sie für die weiblichen Ur-Energien und in direkter Verbindung mit den Gezeiten. Sie symbolisiert den leichten Flug und Rhythmus im Leben. Sie kann auch dazu auffordern, zum

Kämpfer oder Krieger zu werden. Sie ist mit den Elementen Wasser und Luft verbunden, passt sich den Anziehungskräften des Mondes an und überredet dazu, dem eigenen Herzen zu folgen. Im Osten des Medizinrads steht sie als geflügeltes Tier auch für den Geist. Ist die Möwe in der Traumbegegnung verletzt oder tot, steht ein Streit an, der aus der Welt geschafft werden muss.

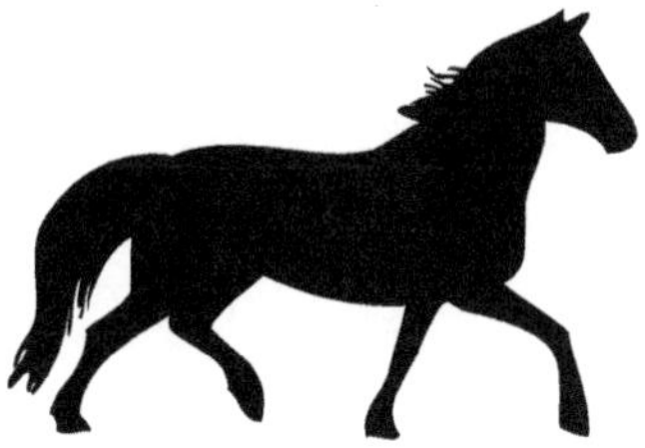

*** Das Pferd**

Die Begegnung mit einem Pferd steht in der Regel für einen Neubeginn. Als Krafttier kann das Pferd in irdischer Gestalt, als Einhorn oder Pegasus erscheinen, eine begleitende oder warnende Funktion haben. Es ist Symbol für den Antritt einer Reise zum eigenen Selbst und steht auch für Freiheit und Schnelligkeit. Es bringt Energie, Kraft, Vitalität und Geschwindigkeit, begleitet und schützt dabei als Hilfstier. Auf dem Medizinrad ist es im Norden zu finden und galoppiert mit dem Wind. Es symbolisiert die Freiheitsliebe und den Lauf der Dinge.

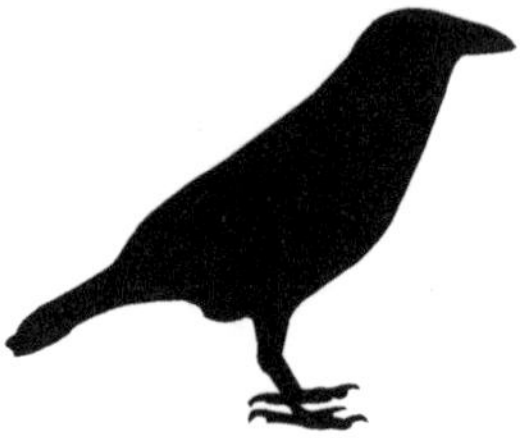

*** Der Rabe**

Der Rabe ist ein besonderes Totem- und Krafttier. Er bringt heilende und magische Kräfte und hat eine sehr starke Verbindung zur Unterwelt. Symbolisch verkörpert er den Gedanken und die Erinnerung. Fliegt er in das Energiefeld, verweist er auf Hellsichtigkeit und Weisheit. Die Führung ermöglicht dann aus dem Dunklen ins Licht zu finden.

Als Krafttier ist der Rabe Lehrmeister, Seelenforscher und Konfliktlöser. Er sitzt an Wegkreuzungen und hilft bei der Entscheidung, den richtigen Pfad einzuschlagen. Er kann auch auf ungelöste Lebensaufgaben verweisen und taucht dann als Schatten auf. Als geflügeltes Tier ist er im Osten des Medizinrads zu suchen.

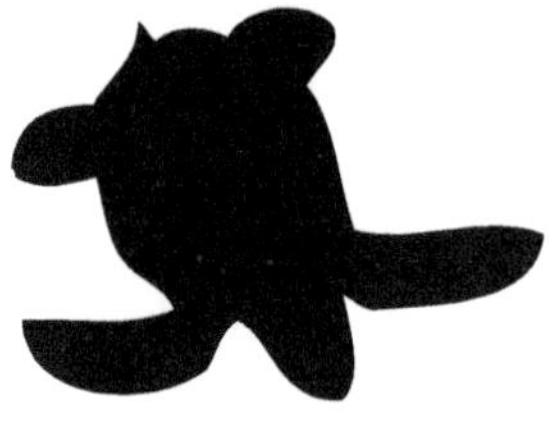

*** Die Schildkröte**

Als eines der ältesten Symbole gilt die Schildkröte, die die Welt auf ihrem Rücken trägt und für die Mutter Erde steht. Die Begegnung als Krafttier ermöglicht Harmonie und Weisheit. Der harte Panzer bringt Schutz vor allen Widrigkeiten und gleichzeitig Kraft und Bedächtigkeit. Die langsame Bewegung verdeutlicht die innere Ruhe. Himmel, Erde und Wasser vereinen sich in dem Tier, das auch den spirituellen Weg öffnet.

Es steht für das Urvertrauen, die Stabilität und eine gesicherte Existenz, ermöglicht, den Stürmen des Lebens zu trotzen und mit den eigenen Wurzeln verbunden zu sein. Auch ein Rückzug ist jederzeit möglich, um Ruhe und Kraft zu tanken. Das bewusste Atmen und die Stärke aus dem eigenen Inneren sind mit dem Krafttier möglich. Es ist im Süden des Medizinrads zu entdecken und taucht gerne in Zeiten auf, in denen Erkenntnis notwendig ist.

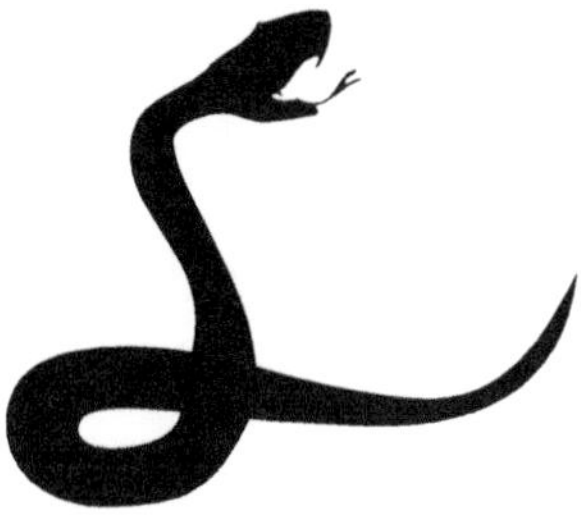

*** Die Schlange**

Die Schlange ist eines der mächtigsten Tiere, kann Krafttier, Schutzgeist, Hilfsgeist oder Totem sein. Sie steht für Tod, Wandel, Wiedergeburt und Veränderung und fordert das Abstreifen der Haut und die Selbsterneuerung. Als Verbündete ermöglicht sie das Aktivieren der eigenen Lebens- und Schöpferkraft. Dazu verfügt die Schlange über geistige Kräfte und öffnet den Weg zu einem intuitiven und positiven Handeln. Als Kriechtier gehört sie in den Westen des Medizinrads und ist vertraut mit Mutter Natur.

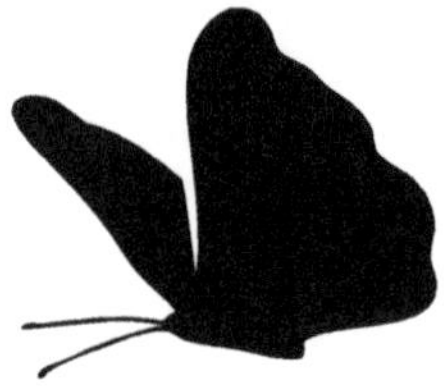

*** Der Schmetterling**

Der Schmetterling bringt Leichtigkeit und Transformation für den Krafttierträger. Eine Begegnung ermöglicht das Befreien aus dem eigenen Kokon und die Wandlung und Metamorphose. Veränderungen sollen akzeptiert und angenommen werden, statt sich gegen diese ständig zu wehren oder die Notwendigkeit zu verdrängen. Der Prozess ist nur im eigenen Inneren möglich, durch Erkenntnis und durch das Übernehmen von Verantwortung.

Als Krafttier steht der Schmetterling für den Hüter der Welt des Geistwesens und begleitet die Seele der Verstorbenen. Er gehört in den Osten des Medizinrads und bringt Schutz für die innere Reise.

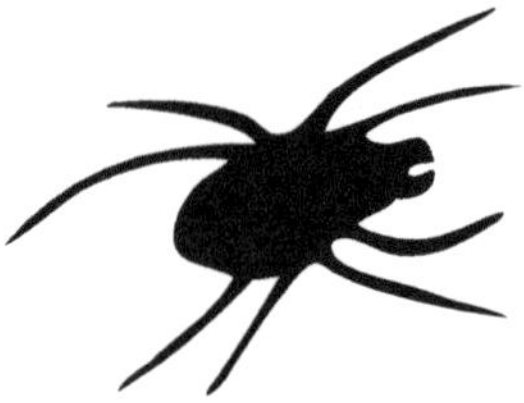

*** Die Spinne**

Die Spinne webt den Schicksalsfaden und erzeugt das Rad der Zeit, in dem auch Anhaftung und Stillstand möglich sind. Als Krafttier ermutigt sie, die eigene Kreativität zu entdecken und aufzuhören, in alte Denkmuster verstrickt zu bleiben. Es gilt, Verantwortung zu übernehmen und die

Zusammenhänge zu erkennen. Sie ist eine Seelenführerin und steht für das Schicksal, das jeder selbst in die Hand nehmen soll. Als Vierbeiner ist sie im Norden des Medizinrads zu finden.

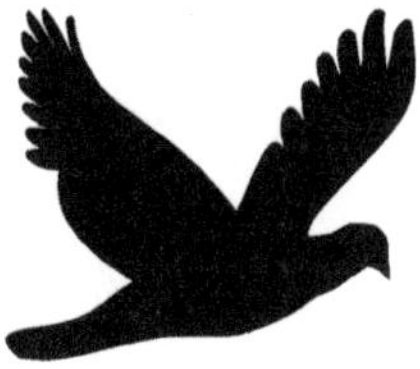

*** Die Taube**

Die Taube hat eine typische spirituelle Symbolik und steht für die Reinheit, den göttlichen Funken und die Hinwendung zur Spiritualität. Sie wird mit Erleuchtung und dem Heiligen Geist gleichgesetzt. Als Krafttier fordert sie auf, neue Herausforderungen im Leben zu meistern und die eigene Perspektive zu überdenken und zu wechseln. Sie versinnbildlicht dabei auch das Licht der Seele und ist in der Unterwelt der Lichtträger. Im Medizinrad ist sie als geflügeltes Tier im Osten zu finden und steht immer in Beziehung mit dem Spirit und Geist.

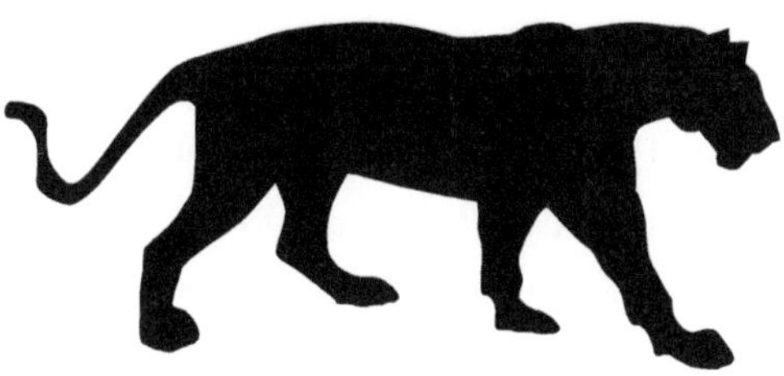

*** Der Tiger**

Als wilde Raubkatze ist der Tiger in Asien beheimatet und sehr anpassungsfähig. Er kann optimal im Dunklen sehen und bewegt sich flink und wendig. Seine Stärke vermittelt er natürlich auch als Krafttier, steht für die Jagd, die Beute, den Schutz und die stille Begleitung, für den Instinkt, die Lebenskraft und den Individualismus. Auch in anderen spirituellen und religiösen Richtungen gilt er als weiser Führer und symbolisiert die Tapferkeit und Stärke.

Wenn er als Krafttier auftritt, sind spirituelle Erkenntnisse möglich. Er fordert dazu auf, die eigene Kreativität und Schöpferkraft zu aktivieren und sich selbst zu verwirklichen. Erlangt werden kann eine bessere Fähigkeit, den eigenen Eingebungen zu folgen. Der Tiger ist in anderen Welten gleichzeitig ein Wegweiser und Begleiter, bleibt mit seinem Träger oftmals eng verbunden. Er erlaubt mehr Instinktsicherheit und Eigenständigkeit. Als Vierbeiner hält er sich im Norden des Medizinrads verborgen.

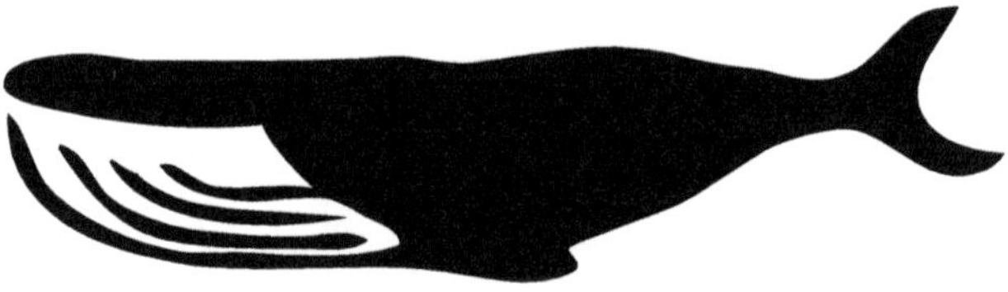

*** Der Wal**

Das sprichwörtliche Auftauchen des Wals aus den Wogen des Lebens kündigt Wissen aus längst vergessenen Zeiten an. Der Wal als Krafttier ist ein zuverlässiger Verbündeter auf der Reise in andere Welten und in das eigene Innere. Dabei geht es auch um das Verschlucken und Ausspeien, wie im biblischen Testament. Ähnlich wie bei Phönix ist der Bauch des Wals mit Tod und Auferstehung verbunden. Der Suchende soll zu seinem wahren und tiefen Wesen vordringen und auch Erkenntnisse aus anderen uralten Seelen sammeln und erhalten. Jeder soll seinem inneren Kompass folgen und in die eigenen Tiefen tauchen. Der Wal gehört auf dem Medizinrad in den Süden. Er kann auch als Totemtier ein fester Begleiter sein.

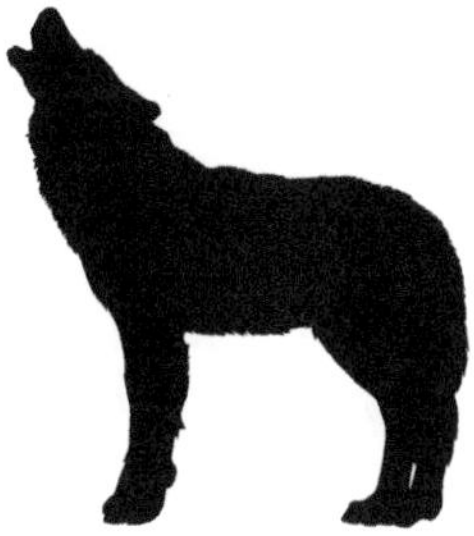

*** Der Wolf**

Der Wolf gehört zu den spirituell mächtigsten Krafttieren und soll auf das Schärfen der eigenen Instinkte und Sinne verweisen. Er ist einer der Wächter der Geisterwelten und bietet, wenn er erscheint, den Schutz und die Führung an. Der Wolf ist ein Rudeltier, taucht aber häufig auch als einzelnes Tier auf. Er steht dafür, dass die Heilung aus einem selbst erfolgt und Abhängigkeit schwächen kann, jedoch in bestimmten Situationen auch Halt bietet. Er gehört als Krafttier in den Norden des Medizinrads und ist mit der Erde verbunden. Er fordert dazu auf, das innere Gleichgewicht zu bewahren.

10. Die vier Elemente als Ergänzung bei Zeremonien

Alle Krafttiere und Totems, Freunde und Helfer sind bestimmten Elementen zugeordnet, die dabei die Kraft und Persönlichkeit der Geister beeinflussen. Gerade bei der Zuordnung der Krafttiere wird ein Medizinrad genutzt, das die Tiere nördlich, östlich, westlich und südlich in ihren Eigenschaften differenziert. Die vier Elemente wiederum spielen eine entscheidende Rolle für die verwendeten Totems, die für die Kontaktaufnahme mit den Schutzgeistern und Krafttieren notwendig sind und das Empfangen der Botschaften unserer Krafttiere vereinfachen.

Die Vier-Elemente-Lehre geht von der Annahme aus, dass das Leben seinen Ursprung in den Elementen Feuer, Luft, Wasser und Erde hat, die bestimmten charakterlichen und körperlichen Eigenschaften zugeordnet werden können, aber auch im Gesamten im Menschen vorhanden sind. Nach Hildegard von Bingen, die ihre Ansichten durch Visionen vermittelt bekam, spielen die Elemente für alles Leben und Sein eine Rolle. Feuer bewirkt im Menschen Wärme, Luft den Atem, das Wasser bestimmt den Blutfluss und aus Erde entsteht der Körper.

Der Mensch kann durch Feuer sehen, durch Luft hören, sich durch Wasser bewegen und erhält seinen Gang durch die Erde. Dabei stehen die Elemente für Farben, Energien und Stärken. Auch im Horoskop sind die Elemente entscheidende Träger für den Charakter. Feuer als rotes Symbol verweist auf Selbstvertrauen, Kraft und Leidenschaft. Es steht für Energie und Schutz. Luft ist das gelbe Element und steht für Veränderungen und Wechselspiele. Wasser ist blau im Symbol und verkörpert Beständigkeit und Weisheit. Erde wird mit der grünen Farbe symbolisiert und bestimmt die Bodenständigkeit, Erdverbundenheit, Zuverlässigkeit und Ordnung. Fehlt eines der Elemente, kann auch ein Realitätsverlust die Folge sein.

Im Gesamtbild stehen alle Elemente für das glühend Verzehrende, das Gasförmige, Flüssige und Feste. Sie verändern sich untereinander oder vermengen sich. Für den Menschen bedeutet ein reduziertes Element immer eine Auswirkung auf seine Erlebnis- und Gefühlswelt. Die vier Elemente sind eng verbunden, verändern ihren Rhythmus, jedoch nie den Klang. Dazu besitzt jedes eigene Kräfte und nimmt einen bestimmten Platz am Firmament ein.

Feuer ist das höchste Element und hat fünf Kräfte. Diese sind Hitze, Kälte, Feuchtigkeit, Luft und Bewegung. Es ist heiß und benötigt Kälte, um sich nicht zu stark auszubreiten. Das Wasser ermöglicht Dampf, die Luft entfacht das Feuer und die Bewegung bringt die Flamme zum Aufleuchten.

Die Luft hat vier Kräfte. Sie bringt Tau und Grünpflanzen hervor, lässt den Wind wehen und verbreitet die Wärme. Sie ist ein Hauch und gleichzeitig überall. Sie belebt Mensch und Tier und entweicht wieder, wenn der Tod eintritt.

Wasser besitzt gleich fünfzehn Kräfte, die aufeinander wirken. Das sind Wärme, Feuchtigkeit, Luft, Überflutung, Beweglichkeit, Geschwindigkeit, Pflanzensaft, Geschmack, Farbe, Flugkraft, Nahrung, Wärme, Schutz und Lebenserhaltung.

Die Erde, von Natur aus eher kalt, hat sieben Kräfte. Diese bringen Saat und Keime hervor, erhalten Lebewesen, tragen alles, haben die Kraft, etwas wachsen und welken zu lassen, kühlen die Wärme und erwärmen die Kälte.

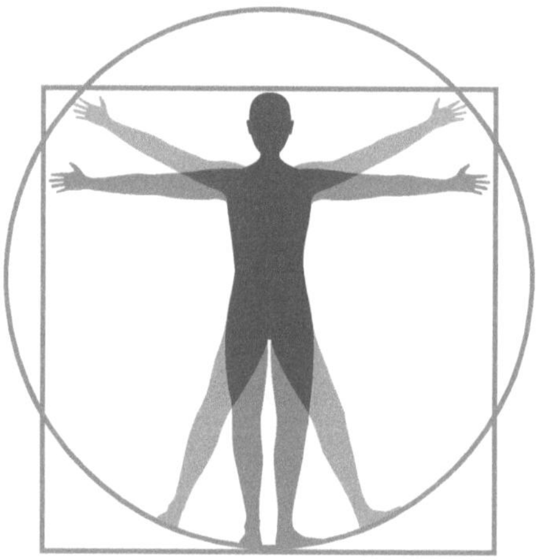

Als Makrokosmos im Äußeren ist der Mikrokosmos ähnlich im Menschen selbst gestaltet. Die Elemente werden von jeder Handlung, jedem Denken und Gefühl beeinflusst und bewegt und bilden gleichzeitig immer auch das Grundsystem. Das kann Gleichgewicht oder Unruhe bedeuten, Erfolg oder Misserfolg, Gesundheit oder Krankheit.

Die Elemente halten das Sein und die Welt zusammen. Im Menschen teilen sie ihre Funktion auf und wirken als Kräfte. Feuer bestimmt Hirn und Mark, beeinflusst auch die Sinnesorgane. Luft ermöglicht Atmung und Vernunft, Wasser Feuchtigkeit, Blut und die damit verbundene Beweglichkeit und

Erde bildet die Bodenfläche für alles und steht auch für den Knochenbau und das Skelett.

Im Schamanismus beeinflussen die heiligen Elemente als Feuer, Wasser, Erde, Luft und Spirit oder Äther die Reise ins Innere oder in andere Wirklichkeiten, stehen aber auch als feinstoffliche Prinzipien in wechselseitigen Beziehungen und ermöglichen ein Zusammenwirken auf körperlicher und geistiger Ebene. Es gilt, über die Elemente um Hilfe und Unterstützung zu bitten. Ihre Eigenschaften sind wichtig und wirken sich entsprechend auch auf die Totems und Krafttiere aus.

Die Elemente sind wie die Himmelsrichtung entscheidend für Materie und Form, auch dafür, welche Steine als Energieträger nutzbar sind. Im Schamanismus gibt es Feuer-, Luft-, Wasser- und Erdtotems. Sie bestimmen die Lebensenergie und Heilung, die Materie, Gefühle, das Unbewusste, das Zukünftige, Traum, Vergangenheit, Gegenwart, Liebe, Freundschaft, Denken und Verstand. Mit einem geeigneten Totem und dazugehörigen Stein können Schamanen die Wahrheitsfindung, Heilung oder Entscheidung beschleunigen.

Durch jedes der Elemente wirkt ein geistiges und spirituelles Prinzip, das sich dann auf der stofflichen Ebene manifestieren kann. Wenn wir uns schamanisch und bewusst mit einem der Elemente verbinden, profitieren wir von dessen Kraft und Eigenschaften. Das wird durch Zeremonien vertieft. Da unser Körper aus allen vier Elementen besteht und nur so lebensfähig ist, verbinden sich die Kräfte mit Atmung, Blutfluss, Sehen und Denken, Fühlen und Erfahren. Schamanismus ist dabei eine Ur-Verbindung und ein In-Beziehung-Treten zwischen Mensch und Spirit, der sichtbaren und unsichtbaren Welt. Die Kraftverteilung kann entsprechend bewusst gelenkt werden, wobei davon ausgegangen wird, dass alles beseelt ist. Alles hat eine erfahrbar sichtbare und körperliche Ebene und eine spirituelle und höhere, die nicht nur der Mensch erfährt, sondern im Schamanismus auch Tiere, Pflanzen und Steine, sogar Gegenstände und Instrumente.

Die vier Elemente ruft der Schamane in der Regel als Ergänzung zur eigentlichen Zeremonie an. Wasser, Erde, Luft und Feuer haben dabei bestimmte Aufgaben und Ziele. Ein direkter Bezug ist dabei immer zu den Himmelsrichtungen des Medizinrads gemacht.

Der Osten steht für den Neubeginn des Lebenskreises, die aufgehende Sonne und die Geburt, für Frische, Reinheit und Klärung. Das Element des Ostens ist Luft. Der Süden wiederum steht für Wärme, intensive Emotionen, brennende Leidenschaft und Temperament. Das Symbol ist das Feuer, das gleichzeitig die Kraft, Energie, Hitze und Wandlung repräsentiert.

Der Westen ist mit dem Element des Wassers verbunden und steht für das Fließen und Loslassen. In diesem Bereich geht der Mensch aus seiner aktiven Phase in die ruhige Phase über, weshalb auch von einer Herbstzeit gesprochen wird. Verknüpft ist der Westen mit dem weiblichen Prinzip und dem Übergang in eine nächste Welt.

Wasser hat im Verständnis der Schamanen ein eigenes Bewusstsein und ist die reinste und höchste Form der bedingungslosen Liebe. Das Dunkle und Kalte repräsentiert der Norden und ist dem Element Erde zugewiesen. Er steht für die Nacht, den Traum, das Jenseits und für den Winter. Hier ist eine Erkenntnis möglich, wer wir wirklich sind. Es ist die Zeit der Reife und Weisheit. Genauso ist der Norden die Zeit und Welt der Toten und Ahnen und ermöglicht das Sehen durch den Tod hindurch. Tiefe Wandlungsprozesse sind mit dem Element und der Himmelsrichtung möglich, sowohl auf der geistigen als auch auf der spirituellen Ebene.

11. Das innere Kind wecken

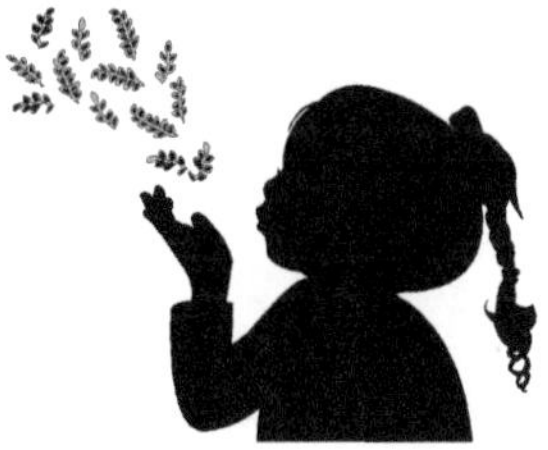

Jeder Mensch wird im Schamanismus als einheitliches Ganzes wahrgenommen, wobei der Körper äußerlich und innerlich ist, Seele und Geist birgt und mit Geistern über den Verstand hinaus kommunizieren oder entsprechend die Kräfte der Natur nutzen kann. Einfluss auf ihn nehmen auch die vier Elemente und Himmelsrichtungen. Er steht dabei als Konstrukt in einer Abhängigkeit zur Natur und zum Kosmos und ist sich der dort vorhandenen Energien und Kräfte nicht immer bewusst. Gleiches gilt für das innere oder höhere Selbst, das aus schamanischer Betrachtungsweise heraus dann die Seele ist. Die Verbindung zu dieser ist für das Gleichgewicht, die Gesundheit und das Wohlempfinden entscheidend. Das, was sich bei uns am schnellsten verliert, wenn wir mitten im Leben stehen, ist unser Kontakt zu unserem inneren Kind als ein wichtiger Teil der Seele.

Unabhängig davon, welches Alter wir erreichen, bleibt das Kind in uns lebendig erhalten. Es verkörpert die innere Reinheit und eigene Kindheit ebenso wie die Leichtigkeit, Verspieltheit und ursprüngliche Lebenskraft. Auch wenn wir es nicht mehr spüren, bleibt es aktiv und bestimmt unseren Alltag mit. Das betrifft unser Empfinden, unsere Beziehungen, den beruflichen Erfolg und die Gesundheit. Es ist die Ursprungsseele, die frei vom Ego ist. Gleichzeitig ist es die Verbindung zu unserer Vergangenheit.

Verloren geht das innere Kind, weil wir nach und nach unser Denken verändern, logischer an alles herangehen und frei von Naivität sein wollen. Das Gehirn erfährt daher eine entscheidende Umstrukturierung, die auch dafür sorgt, dass der innere Kern überdeckt wird, der intuitiv und rein ist. Oft erleben wir, dass unser Bauchgefühl meistens richtig ist. Treffen wir auf eine Situation, reagieren wir zunächst instinktiv, zögern dann aber und versuchen alles mit dem Verstand logisch zu erfassen und abzuwägen. Der erste Eindruck oder die erste Reaktion waren jedoch meistens die richtigen. Der Verstand ist begrenzt, kann zwar rational die Vorkommnisse einordnen, findet aber nicht immer die Antwort, die eine zufriedenstellende Lösung ermöglicht und auch gut für unsere Seele ist. Das zieht nach sich, dass wir uns irren oder Fehlentscheidungen treffen, die das innere Kind dagegen anders gelöst und somit verhindert hätte.

Ähnliches geschieht, wenn wir nicht auf den inneren Ruf hören und nach etwas streben, das nicht für unsere Seele bestimmt ist. Dessen sind sich die meisten nicht bewusst, spüren es aber unbewusst, wenn vieles schiefgeht. Wenn etwas nicht sein soll, sorgt die Seele dafür, dass wir einen neuen Weg einschlagen. Das kann auch mit viel Entbehrung und Schmerz einhergehen oder völlig im Gegenstz zu den eigenen Wünschen stehen.

Unsere Denk- und Verhaltensmuster werden in der Kindheit geprägt und bestimmen auch im Nachhinein unser Handeln. Leider geht daraus die Natürlichkeit verloren, der Sinn für das Hineinlauschen in uns selbst. Statt das Kind in uns zu beschützen, beginnen wir, es zu verletzen und es alleine zu lassen. Dann ist es nur eine Frage der Zeit, dass wir uns hilflos, klein und erschöpft fühlen, ständig nach Anerkennung streben, weil ein eigener Halt nicht mehr möglich ist. Eine erneute Kontaktaufnahme mit dem inneren

Kind erlaubt dann das Wiederfinden der reinen und ursprünglichen Liebe und das Wissen von anderen Zeiten.

Das innere Kind ist dabei verletzlich und kann auch Schäden davontragen, wenn wir uns nicht um es kümmern. Insbesondere emotionale Verletzungen werden durch das innere Kind angezogen, seien sie schwerwiegend und mit wirklicher Misshandlung verbunden oder subtiler, so dass wir von der Verletzung keine Kenntnis besitzen oder diese verdrängt haben. Zurückliegende Traumata werden im mentalen Körper gespeichert und verändern das kindlich Reine.

Wie normale Kinder hat auch das innere Kind das Bedürfnis, versorgt, gefüttert und geliebt zu werden. Geht der direkte Kontakt verloren, ist es wichtig, diesen wiederherzustellen und so auch die dort entstandenen Verletzungen zu beheben. Dabei hilft der Schamane, der durch sein Wissen und seine Kraft das innere Kind heilen und damit auch die Quelle der Kraft für uns öffnen kann. Die Kontaktaufnahme findet dann durch uns selbst statt, durch Reise oder Kontemplation. Das ermöglicht ein Lösen von psychischen und emotionalen Verletzungen oder das Aufspüren verdrängter Erlebnisse. Es geht darum, das imaginäre Kind aufzuspüren, ohne es wieder zu verlieren.

Das innere Kind ist kein Geistwesen wie Schutzgeister und Krafttiere, die im Schamanismus ihre eigene Wirklichkeit haben. Das Kind kann zwar personifiziert werden, verkörpert jedoch verschiedene Facetten des menschlichen Charakters. Es beeinflusst Bildung, Glaube und Handlung. Um wirklich erwachsen zu sein und zu handeln, brauchen wir das innere Kind und müssen uns, wenn wir es wiedergefunden haben, tiefgehender mit ihm auseinandersetzen. Das betrifft die gespeicherten Erinnerungen, Erfahrungen und Gefühle, die so gereinigt werden. Auch lernen wir durch das innere Kind wieder locker und verspielt an die Dinge heranzugehen,

Kraft und Kreativität zu tanken und Lebensfreude zu spüren. Negative Emotionen und Seelen-Verletzungen werden aufgelöst, die Quellen zur reinen Freude und Intuition geöffnet.

Der Schamanismus hilft, die kindlichen Seelenanteile zu erneuern, was gleichzeitig auch mehr Selbstliebe und Selbstakzeptanz nach sich zieht und den Seelenverlust der Kindheit revidiert. Je näher wir dem Kind kommen, desto mehr erkennen wir, woraus unsere emotionalen Probleme resultieren. Ein Ritual für das Gespräch mit dem Kind kann dabei auch durch einen Talisman oder ein Spielzeug stattfinden. Die kreative Seite wird durch persönliche Märchen angeregt, die sich direkt an das innere Kind wenden und ihm eine neue Spielfläche im Inneren des Selbst schaffen. Diese werden dem Spielzeug oder Talisman erzählt, um so die Aufmerksamkeit an das Kind zu übertragen.

Dieser Weg ist auch in umgekehrter Form möglich, wenn das Kind zum kleinen Kobold wird oder gegen etwas rebelliert. Dadurch ist ein schnelleres Erkennen und Begreifen der eigenen Abgründe möglich. Im Schamanismus ist das innere Kind die direkte Verbindung zum höheren Selbst und hält dabei auch den Schlüssel für andere Ebenen in der Hand. Das ist in etwa mit dem zu vergleichen, was Jesus empfahl: „Wenn ihr nicht umgekehrt und wie die Kinder werdet, werdet ihr nicht das Himmelreich sehen.“ Je mehr wir uns um das innere Kind in uns kümmern, desto mehr leuchtet es und desto eher ist spirituelles Erwachen möglich.

12. Fremdenergien

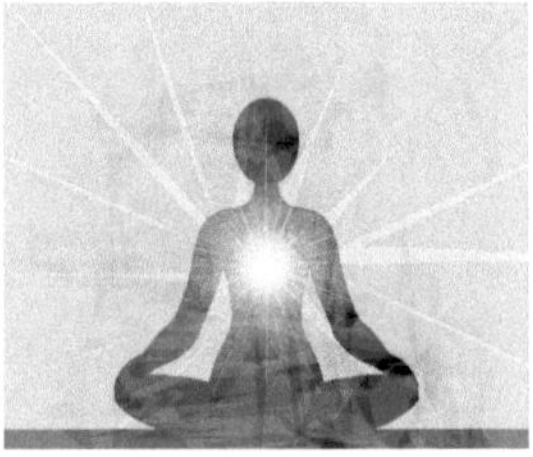

Der Mensch und auch jedes andere Lebewesen besteht aus einem feinstofflichen Körper und Energiehaushalt. Die in ihm aktiven Energien sind nicht immer diejenigen, die zum eigenen Selbst gehören, und werden dann Fremdenergien genannt. Wir ziehen diese meistens unbewusst an und spüren die Auswirkungen nicht immer sofort. Als Energiekörper bilden Fremdenergien Blockaden und verursachen Trennungen. Dieser Prozess ist teilweise ganz natürlich, da wir auch selbst mit unseren Seelenanteilen so agieren, z. B. in Zeiten der Not oder bei leidhaften Erlebnissen. Wir spalten Energieanteile ab und vergraben oder sperren den Schmerz in einem inneren Raum ein. Eine wirkende Fremdenergie in uns sorgt jedoch für eine innere Unausgeglichenheit, die nicht direkt mit uns zu tun hat. Alles läuft schief, was wir anfassen, wir fühlen uns unverstanden und gereizt und sind nicht in der Lage, unsere Emotionen in den Griff zu bekommen. Solche Symptome verweisen häufig auf aktive Energien, die unseren Geist und Körper besetzen.

Aus der Physik bekannt ist, dass alles Energie ist. Das betrifft nicht nur den Körper, den Geist und die Seele, sondern auch unsere Handlungen, unser

Denken und Fühlen. Alle Erlebnisse und Erkenntnisse sind aufgenommene Energie und verdichten sich in uns. Gedanken verflüchtigen sich als Energie und wirken weiter, selbst, wenn wir sie vergessen haben. Auch die uns umgebene Umwelt ist ein komplexes Energiefeld. So ist es möglich, dass sich der Energiehaushalt permanent verändert und positive und negative Energien einen Einfluss auf uns haben. Fremdenergien bilden einen Teil des natürlichen Prozesses.

In Verbindung mit der Grundstücks- und Hausreinigung werden Fremdenergien noch ausführlicher in diesem Buch besprochen. Sie sind aber auch ein Problem für die menschliche Seele. Dabei handelt es sich um schwere und verdichtete Energien, die an einem Gegenstand, einem Haus, einem Grundstück oder auch in einem Menschen anhaften oder diesen besetzen. Fremdenergien sind nicht immer negativ und müssen beseitigt oder aufgelöst werden. Sie können in bestimmten Momenten auch einen positiven Effekt haben und in ihrer Kraft günstig genutzt werden. Trotzdem ist es wichtig, diese zu erkennen. Oft sind sie die Folge aus traumatischen Erlebnissen oder Wunden. Eine emotionale oder körperliche Narbe ist dann der Eingang oder wirkt wie ein Anker.

Wir ziehen Fremdenergien bewusst oder unbewusst an, die sich in unserer Aura ausbreiten. Das liegt an der ständigen energetischen Interaktion mit der Umwelt.

Oft ziehen sich gleichartige Energien auch an. Das bedeutet, wenn wir schlecht denken oder schlechte Laune haben, ist auch die Energie, die wir auf uns lenken, negativ. Umgekehrt gilt das Gleiche. Positive Gedanken und Lebensfreude verstärken positive Energien. Wenn wir uns mit einem unangenehmen Menschen auseinandersetzen und uns auf sein Denken und Fühlen einlassen, kann es passieren, dass wir dessen schlechte Fremdenergie mitnehmen oder diese zeitweise annehmen oder auch auf andere übertragen. Negative Energien gewinnen an Kraft, wenn wir selbst negativ empfinden oder denken.

Auf der physischen Ebene sind Fremdenergien mit Bakterien und Viren vergleichbar, die einen Körper besetzen. Spirituell handelt es sich eher um verirrte oder verlorene Seelen, dunkle Geister oder unfreundliche Gedanken. Sie können durch den Schamanen entdeckt, beeinflusst und aufgelöst werden, was selten direkt erfolgt, sondern vielmehr durch das Entfernen des Ankers, entsprechend der Narbe. Ist das geschehen, wird der Fremdenergie ihre Kraft und Daseinsberechtigung entzogen. Die Energie kann auch extrahiert und positiv genutzt werden. Sie ist dann dazu da, uns an bestimmte Aufgaben zu erinnern oder Fehlschritte im Leben zu beseitigen.

In den meisten Fällen sind Fremdenergien jedoch störend und verursachen auch spürbare Symptome wie Schlaflosigkeit, Lustlosigkeit, ein plötzliches Verlangen, etwas zu tun, was wir normalerweise nicht tun würden, verstärkte sexuelle Energien und Fantasien, unerklärliche Gefühlsschwankungen, negative Emotionen oder auch eine zeitweise auftretende Persönlichkeits- und Verhaltensveränderung. In starker Ausprägung ist es sogar möglich, dass die Fremdenergie als deutlich hörbare Stimme auftritt und versucht, uns zu beeinflussen. Damit einhergehen Paranoia und Verfolgungswahn, blockierte Gefühle, Depressionen und Kontrollverlust. Fremdenergien wirken ebenso an bestimmten Orten oder in Häusern und lösen dann Unruhe, Unwohlsein, negative Stimmungen und Ereignisse aus.

Eine Fremdenergie kann ein Ahne und Toter sein, ein Dämon, der in der Aura oder im Haus aktiv ist, Naturwesen, Elementarwesen, Parasiten, negative Gedankenkonstrukte oder Energiesauger, die Lebensenergie anzapfen, da sie sich nicht vollständig an ein Wesen binden, jedoch Energie benötigen, um zu existieren. Neben den negativen gibt es auch positive Fremdenergien, die reine Quellen guter Absichten sein können. Oft, wenn keine spirituelle Sichtweise vorhanden ist, versuchen Menschen dennoch, positiv zu agieren, sich mitzuteilen oder anderen Menschen zu helfen. Solche Aktionen beeinflussen auch den Energiehaushalt und laden ihn karmisch günstig auf. Trotzdem kennen wir das Problem solcher gut gemeinten Absichten. Sie können ihre Wirkung auch verfehlen oder sogar für eine andere Person schädlich sein. So ähnlich verhält es sich auch mit Fremdenergien, seien sie positiv oder negativ. Es ist wichtig, sie abzuleiten, damit sie den eigenen Energiehaushalt nicht stören und das Körper-Geist-Seelen-System nicht durcheinanderbringen.

Der Schamane arbeitet bei Fremdenergien nicht wie ein Teufelsaustreiber oder Exorzist, die mit Angst und Kontrolle versuchen, den Dämon zu entfernen und zu vertreiben. Da alles miteinander verbunden ist und auch die Energien gleich sind, nur verschiedene Rollen spielen, geht es vielmehr darum, der Fremdenergie deutlich zu machen, dass sie sich im falschen Körper befindet. Eine Anhaftung soll aufgelöst oder das Wesen ins Licht oder in seine eigentliche Welt zurückgeführt werden. Verbleibt dagegen eine Fremdenergie im Körper, hat das Auswirkungen auf das gesamte Leben, die Gesundheit und das Wohlgefühl. Das ist mit einem Fluch vergleichbar, der mit der Zeit seine Wirkung erzielt und schon vorher Unruhe und Stress auslöst. Für das Ableiten der Fremdenergien ist es wichtig, mit der Erde verwurzelt zu sein und dem Schamanen die Reise zu überlassen, die Energie aufzuspüren und zurückzuführen.

13. Schamanische Symbole und ihre Bedeutung

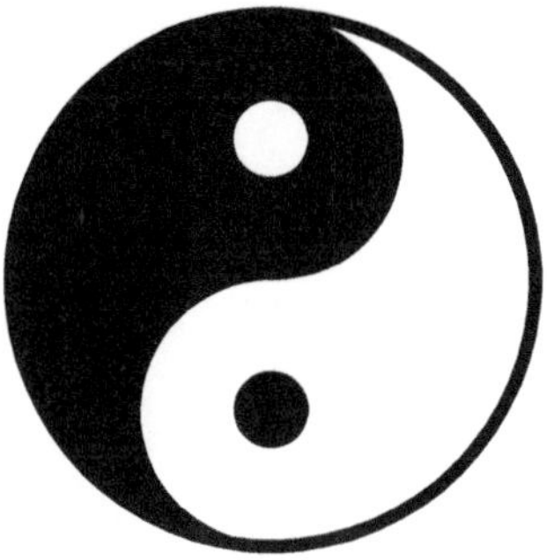

13.1 Symbole

Symbole haben immer eine bestimmte Funktion und sollen etwas versinnbildlichen oder auch Macht verleihen und Energien wecken. Das ist auch im Schamanismus Brauch, wobei Riten und Symbole einen erheblichen Teil der spirituellen Reise einnehmen. Dabei ist zunächst alles Symbol und Gleichnis, weil es für alles, was wir benötigen, einen Schlüssel gibt. Magische Symbole und Gegenstände, Steine oder ein Talisman bündeln Energien und können auch bestimmte Wünsche lenken. Die jeweilige Bedeutung ist dabei nicht immer eindeutig, sondern auch vielschichtig.

Symbole haben nicht immer die Aufgabe, für jeden erkennbar zu sein. Trotzdem reicht ihre Bildhaftigkeit über Ebenen der Kommunikation und Verständigung hinaus. Ein Bild kann in allen Sprachen verstanden werden.

Ein Gegenstand kann gleichfalls zum Symbol werden, wenn er bestimmte Eigenschaften hat, die sich spirituell deuten lassen. Im Schamanismus gibt es das Symbol auch als Körperbemalung und Tätowierung, wobei es immer Ritussymbol bleibt, z. B. als mehrfach gewundene Schlange oder als Ausdruck für die spirituelle Reise und die Weisheit.

*** Medizinrad**

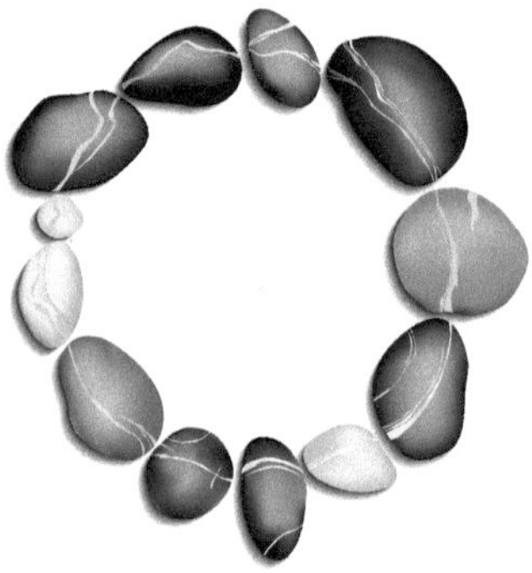

Eines der wichtigsten Symbole ist das Medizinrad. Es dient als Wegweiser in der anderen Welt und zeigt auf, wo bestimmte Geister und Krafttiere zu finden sind oder welche Wirkung Meisterpflanzen in einem bestimmten Schwingungsring haben. Es verdeutlicht die vier Himmelsrichtungen und Elemente. Dazu fungiert es als eine Art Kalender und bestimmt die Zeit in einer erweiterten Gradmessung.

Als Symbol steht das Medizinrad für die Einheit und für den Lauf der Dinge, die Wandlung und den ewigen Fluss des Lebens. Es ist ein kraftvolles Werkzeug für Rituale, Heilungen und die eigene Entwicklung, gestattet auch die Kommunikation in anderen Weltenebenen. Während der westliche Mensch sich das Leben als linearen Prozess vorstellt, sieht der Schamane es immer als Kreis und Kreislauf in seiner Unendlichkeit. Daher liegt innerhalb des Medizinrads als Lebenssymbol auch die Vergangenheit nicht hinten und die Zukunft nicht vorne. Alles ist vielmehr vorausbestimmt und von überall zugänglich und erreichbar.

Ähnlich wie die Natur verdeutlicht das Medizinrad die vielen Zyklen, Ringe und Kreisläufe. Es bestimmt Sonne und Mond, Gefühle, Gedanken und Taten, zeigt das Schicksal auf und die Tatsache, dass alles verbunden ist.

Wie das Leben selbst durch den Schamanen betrachtet wird, ist unterschiedlich. So glauben hawaiianische Schamanen z. B., dass das Leben ein Traum ist, ähnlich wie die Buddhisten von einer Illusion ausgehen. Daher ist ihnen der wirkliche Traum im Schlaf genauso real wie die Tageseindrücke. Andere sehen das Leben in seinem universalen Zusammenhang, wie es auch das Medizinrad symbolisiert. Es zeigt sieben bzw. acht Himmelsrichtungen, den Norden, den Süden, den Osten und den Westen, die für Geburt, Wachstum, Tod und Wiedergurt, entsprechend für den Kreislauf des Lebens stehen. Die fünfte und die sechste Richtung sind das Oben und Unten oder das männliche und weibliche Prinzip. Das bedeutet die schöpferische Kraft und die empfangende Kraft aus Kosmos und Erde.

Die Richtung nach innen ist die siebte Himmelsrichtung, die auf das Zentrum und die Mitte, auf das Herz und die Liebe zielt. Die achte Himmelsrichtung ist das Rad selbst, das die gesamte Einheit des Kosmos verkörpert.

Es ist wichtig, sich mit dem Medizinrad intensiv auseinanderzusetzen, um die tiefe Kraft zu verstehen und zu aktivieren. Ein offener Geist, Verstand und Herz sind dafür notwendig. Das Medizinrad dient der Befragung und findet Antworten in allen Lebensphasen. Der Verlauf und Aufbau unterscheiden sich auch in den vielen Kulturkreisen. Die Basis der sieben

Himmelsrichtungen und vier Elemente sind jedoch gleich. Die Darstellung kann als Altar, Steinkreis oder Bild erfolgen. Die Anordnung mit Steinen ist die gängigste. Einige spirituelle Menschen gehen auch davon aus, dass Stonehenge ein Medizinrad und Steinkreis war.

* Federn

Federn sind im Schamanismus und in der Magie Symbole für die Freiheit, die Leichtigkeit, den Flug und die Unabhängigkeit und verkörpern auch den Tiergeist. Abhängig davon, von welchem Vogel die Feder stammt, kann ein Zusammenhang mit dem Krafttier oder spirituellen Begleiter gemacht werden. Nicht umsonst wird die schamanische Reise auch Seelenflug genannt. Die Feder als Symbol und echter Gegenstand bestimmt dabei den Kraftfokus der Reise, die Intensität des Erlebens und das Finden des Gesuchten.

Federschmuck ist ein Hinweis auf den Einfluss und die Stärke seines Trägers. Daher sind sie auch Symbol für die Macht und den Status. Die Tracht der Schamanen besteht fast immer aus Federn und zeigt teilweise auch ein vollständiges Vogelskelett. Die Gestalt des starken Krafttiers wird damit nachgeahmt und belebt.

Im Räucherritual wird der Rauch mit Federn oder einem Fächer aus Federn verteilt. Die Feder ist hier Teil der Transformation. Sie versinnbildlicht die Verbindung zwischen dem Diesseits und dem Jenseits. Wenn Schamanen eine Feder finden, kann sie als für sie hinterlassener Gruß oder als Zeichen der Ahnen gedeutet werden. Die Feder dient dabei auch der Wunscherfüllung. Wenn wir in besonderen Momenten eine Feder finden, können wir sie für ein Ritual verwenden, unseren Wunsch aussprechen und sie dann gerade in die Erde stecken. Natürlich gilt das nicht für Orte, an denen viele Federn zu finden sind, z. B. durch herumfliegende Möwen am Meer oder wenn für Vögel gerade die Mauserzeit ist. Eine einzelne Feder dagegen, die wir auf einem Gehsteig finden, ist als Symbol zu verstehen und kann Wünsche manifestieren und wahrmachen.

*** Lebens- oder Weltenbaum**

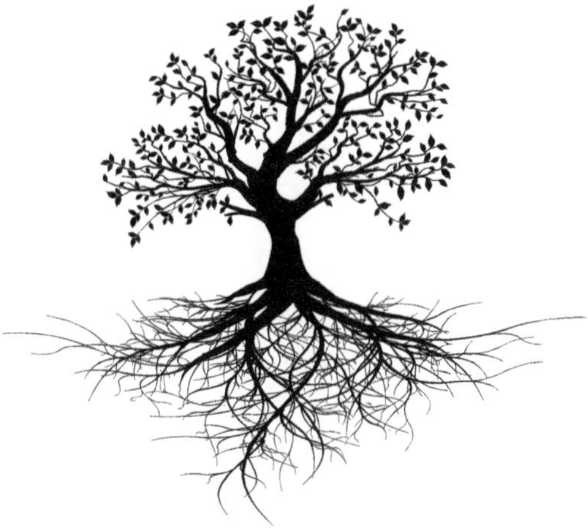

Ein tragendes Symbol ist dabei der Baum mit Krone und Wurzeln, der allgemein ein oft vorkommendes religiöses und zentrales Element ist. Der Baum hält die Welt zusammen und gestattet den Aufstieg in die Oberwelt oder den Abstieg in die Unterwelt. Er verbindet die Welten über seinen Stamm und ist somit die Achse. Auch steht der Baum immer für Leben, Energie, Wachstum und Natur. Um ihn herum erfolgt der Tanz, um in Verbindung mit großen Geistern oder Tieren zu treten. Dabei kann auch ein innerer Tanz stattfinden, der um den eigenen Lebensbaum herum erfolgt. Er steht für die Schöpfung, den Wandel und die kraftvolle Verbindung zwischen den Elementen und von Himmel und Erde. Sein Wurzelwerk ist ein häufig genutzter Eingang zur Unterwelt, während seine Krone Schutz bietet.

*** Kreise und Kugeln**

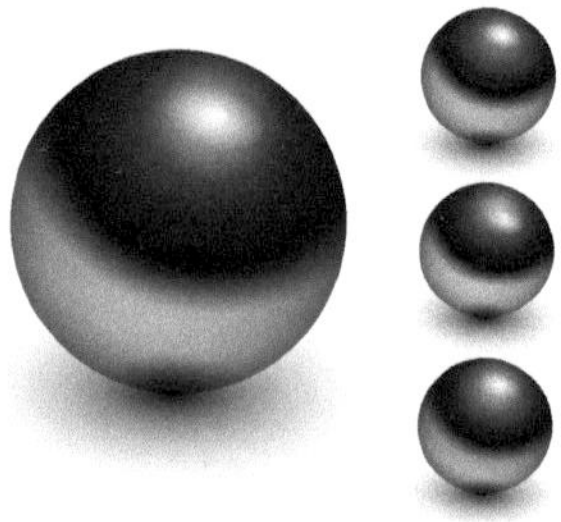

Der Kreis oder die Kugel sind ebenfalls typische und bekannte Symbole, die auch im Schamanismus vielseitig verwendet werden. Der Kreis steht für die Vollkommenheit, den Kreis des Lebens, für die Sonne, den Tunnel und für die Einheit. Die Kugel ist die dreidimensionale Variante der Perfektion und einer Welt ohne Anfang und Ende. Dazu verdeutlicht sie den Kosmos, die Planeten und den Kreislauf von Werden und Vergehen.

Gerade der Eintritt in die Unterwelt erfolgt häufig über einen Tunnel, der kreisförmig das Hinabsinken ermöglicht. Die im Kreis symbolisierte Unendlichkeit ist gleichzeitig der Verweis darauf, dass alles miteinander verbunden und so auch der Zutritt in eine andere Welt machbar ist.

Kreisförmig ist auch das genannte Medizinrad, ein entscheidendes Symbol für Heilung, Ganzwerdung, Rituale und verschiedene Zeremonien. Es wird für bestimmte Zwecke und Absichten gebaut, gibt die Himmelsrichtungen und Elemente an und leitet die Energien weiter. Der Kreis ist häufig das Sonnenzeichen und steht für die fruchtbare Kraft.

13.2 Schamanische Ornamente und Muster

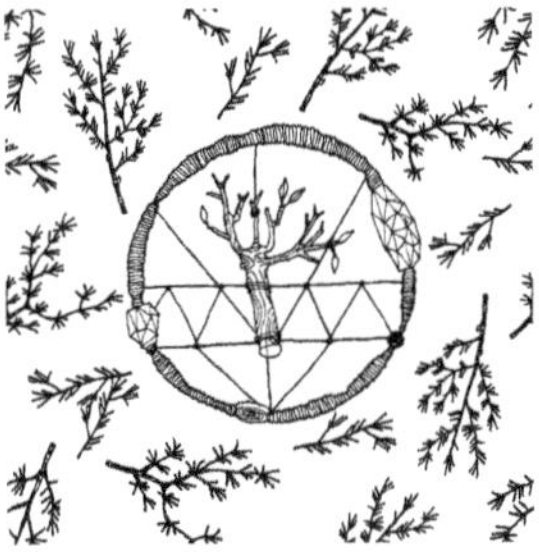

Symbolisch sind auch Muster und Ornamente im schamanischen Kunsthandwerk zu finden, die auf der Haut, auf Instrumenten, Trommeln, Ritualgegenständen, Kleidung und Hauswänden hinterlassen werden. Sie stellen eine Verbindung zur magischen Wirklichkeit her und bleiben gleichzeitig universell. Durch ihren Aufbau verursachen sie eine physische Reizung der Netzhaut, wodurch sich Lichteffekte und visuelle Erscheinungen einstellen. Diese basieren nicht auf wirklichen Inhalten, sondern entstehen direkt im Nervensystem und werden als Phosphene bezeichnet. Eine ähnliche Wirkung bildet sich heraus, wenn wir uns z. B. die Augen reiben oder stark übermüdet sind. Auch in einem veränderten Bewusstseinszustand werden solche visuelle Reflexe sichtbar. Das Ornament oder Muster in schamanischen Symbolen und Darstellungen soll daher ein inneres Bild auslösen. Dazu ermöglicht es eine intuitive Erfassbarkeit, die für jeden erreichbar ist, wenn er dafür offen ist.

*** Gitter, Rauten und Zickzacklinien**

Zu den typischen Ornamenten und Verzierungen gehören im Schamanismus Zickzacklinien, Karos, Gitter und Rauten. Sie sind ein Schutzsymbol und helfen gegen Unheil, Dämonen, dunkle Kräfte und Geister. Zickzacklinien können dabei auch farbig ausgefüllt oder gespiegelt sein. Gitter und Überkreuzungen wiederum versinnbildlichen eine Sperre oder Warnung. Sie sollen von einer Handlung abhalten oder einen Weg versperren. Davon ausgeschlossen ist das Kreuz, das aus dem christlichen Kontext bekannt ist. Es steht für die Elemente, Himmelsrichtungen und die vertikale und horizontale Achse.

*** Spiralen**

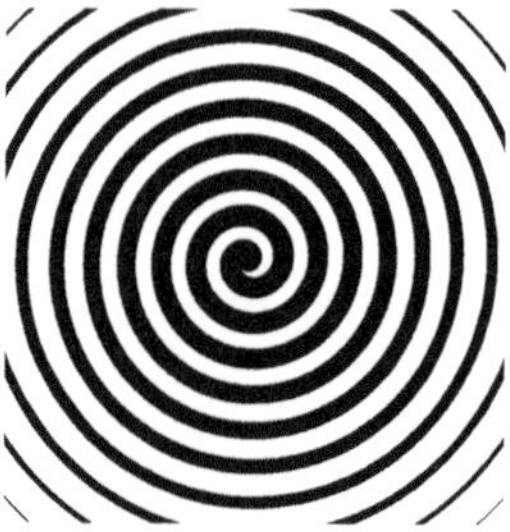

Häufig verwendet werden in der Ornamentik Spiralen, die das Symbol des Kreises erweitern und mehr Möglichkeiten haben, die Bewegung und den Kreislauf darstellen. Die Spirale ist universell, auch in der Natur auf vielen

Felsen, Steinen, Tieren und Blüten zu finden. Selbst unsere DNS ist spiralförmig aufgebaut, während diese einmalige logarithmische Struktur auch den „Goldenen Schnitt“ möglich machte. Die Spirale ist eine Brücke im Schamanismus, die von der sichtbaren in die unsichtbare Welt führt, den Weg nach oben oder unten symbolisiert. Dazu hat sie Wellenform und entfacht eine Kraft, die gegen dämonische und unheilvolle Kräfte wirken soll. Auch die Spirale steht für den ewigen Fluss und die Unendlichkeit. Ihr Kreisen hört nie auf. Meditativ hat sie eine sehr eindringliche Wirkung und reinigt den Geist.

14. Die Wirkungsweise und Techniken des modernen Schamanismus

Die schamanische Technik und Arbeit lässt sich mit klassischen Heilberufen kaum vergleichen, da die Herangehensweise anders ist. Dennoch werden in der modernen Praxis gleiche Themen behandelt und eine ähnliche gute Wirkung erzielt, wie sie auch die Alternativmedizin aufzuweisen hat. Ähnlich wie ein Heilpraktiker kennt sich auch der Schamane mit Kräutern, Hypnose, Klangtherapie, kinesiologischen Techniken, Chakren oder Homöopathie aus oder nutzt diese Techniken zur Heilung. Die Energie wird jedoch aus anderen Barrieren geschöpft, die größtenteils spirituell sind, wobei auch die Selbstheilungskräfte angeregt und freigesetzt werden. Das ist z. B. durch Kraftlieder möglich und dem schamanischen Gesang. Die Klangwellen und Rhythmen ermöglichen tiefe Entspannung und auch Bewusstseinserweiterung. Damit können das Urvertrauen und das Selbstbewusstsein gestärkt werden, blockierte Energien befreit und Selbstheilungskräfte aktiviert werden. Der Gesang hilft auch bei seelischen Schmerzen oder Liebeskummer. Alle Rituale und Zeremonien spiegeln dabei die authentische Lebensweise und Spiritualität, die verschiedenen Wirklichkeiten und Heiltechniken wider. So ist es dann auch kein Problem, das Gefühl des Getrenntseins aufzulösen und das Licht der Einheit erstrahlen zu lassen.

Gleichzeitig bezieht der Schamane immer auch die körperliche Wirkkomponente mit ein, nutzt Klang, Trommel, Gesang, Tanz oder Wärme für den Trancezustand. Ein Unterschied bleibt dabei, dass gegenüber anderen Methoden nicht so häufig der Klient in einen anderen Bewusstseinszustand versetzt wird, sondern der Heiler selbst. Dieser verliert dadurch jedoch nicht den klaren Blick und weiß genau, was er tut. Ebenso ist möglich, dass beide auf die Reise gehen, wobei der Schamane dann Begleiter oder Führer ist.

Beeinflusst werden immer Geist, Seele und Körper, ebenso das subjektive, spirituelle und emotionale Denken. Genauso kann in einem Ritual oder einer schamanischen Reise der Energiegrundumsatz des Körpers gesteigert werden, was sich positiv auf die Gesundheit und den Stoffwechsel auswirkt. Bekannt ist, dass Gefühle den Hormonausstoß bewirken, so dass der Geist durch Gedanken und Emotionen entsprechend auf den Körper und sein Befinden einwirkt. Angst, Wut und Stress führen zur Ausschüttung von Botenstoffen, die das Immunsystem schwächen und Krankheiten verursachen. Die Behandlung ist daher genauso ganzheitlich wie bei anderen alternativen Heilmethoden oder modernen Ansätzen in der Psychotherapie. Der Ansatz reicht lediglich tiefer und geht über den Geist auf die Seele über. Diese wird gereinigt oder von schädlichen Einflüssen befreit, so dass über sie dann auch Geist und Körper genesen.

Ein Schamane vereint in sich immer eine Anzahl mehrerer Seelen und Geister, ist gleichzeitig Arzt, Wahrsager, Priester, Astronom, Psychologe, Astrologe und Zeremonienmeister. Es gilt, anderen Menschen zu helfen, ihnen Unterstützung zu bieten und sie in bestimmten Lebenslagen zu führen. Moderne Konzepte bedienen sich dabei an den altbewährten Methoden, so dass ein vorhandenes Problem immer an den Wurzeln gepackt werden kann. Angenommen wird, dass nicht nur innere Prozesse und Beschwerden, sondern auch äußere Einflüsse oder ein Unglück mit einer Disharmonie der Seele zu tun haben. Dahinter steckt der Gedanke, dass wir selbst für unsere Taten und Gedanken verantwortlich sind und bestimmte Situationen unbewusst oder bewusst hervorgerufen haben. Wir müssen lernen, das zu akzeptieren, und können so zum Kern des eigentlichen Problems vordringen, wobei uns der Schamane hilft. Das bestehende Ungleichgewicht muss entschlüsselt werden, so dass Seele, Geist und Körper wieder eine Einheit bilden. Schamanisch Praktizierende nutzen Techniken und Zugangswege, um das Innere zu öffnen und zu reinigen.

Wir können dabei nicht erwarten, dass ein anderer für uns die schwere Aufgabe der Verantwortung übernimmt. Es ist eine therapeutische Zusammenarbeit, auf der ein Erfolg in der Heilung aufbaut. Heutiger Schamanismus verzichtet auf die direkte Führung durch den Schamanen. Dieser soll vielmehr als Lehrer fungieren und uns zu uns selbst leiten, damit wir eigenverantwortlich und ganzheitlich handeln und begreifen, was mit uns geschieht. Wir werden entsprechend selbst zum Schamanen und bestimmen so auch das eigene Reiseziel ins Innere. Wichtige Techniken erleichtern dann den Findungsprozess und werden durch den Schamanen angeleitet. Dazu gehören u. a.:

- die Ahnensprechzeremonie
- die Seelenanteilsrückholung
- die Krafttierreise
- die Nahtodbegleitung
- die Haus- und Grundstückreinigung
- die Besetzung
- die Wutarbeit

*** Ahnensprechzeremonie**

Oftmals gibt es Momente, in denen wir unsere Verwandtschaft mit anderen fühlen oder in denen wir unsere Seele nicht als einzeln, sondern als mehrschichtig und vielstimmig wahrnehmen. Sie ist uralt und um viele

Erfahrungen angewachsen, die sie im Laufe der Zeit gesammelt hat. Dazu beherbergen wir das Wissen etlicher Ahnen und Vorfahren in uns, ohne immer bewusst darauf zurückgreifen zu können. Letztendlich sind wir als das Produkt der Evolutionsgeschichte mit allen bereits gelebten Menschen verwandt und stellen im Gesamtgeschehen nur einen Teil des Ganzen dar.

Dieses Wissen ist den Schamanen schon seit jeher gegeben, in einer Zeit, als noch nichts über Darwin oder das Erbgut bekannt war. Durch eine schamanische Interaktion lässt sich herausfinden, ob Beschwerden und Probleme mit der Ahnenkette zu tun haben. Das kann auch beinhalten, dass zunächst andere Ahnen geheilt werden müssen, bevor die eigene Heilung erfolgt. Alles, was wir sind und tun, haben schon andere erlebt. Die Abfolge der Lebensweisen vergangener und moderner Zeiten ist als wiederkehrende Kette gleich und doch verschieden. Manchmal kann eine Wiederholung unterbrochen werden, die keinen Sinn mehr ergibt, oder ein verdrängtes Geschehen wieder hervorgerufen werden, damit es aufgelöst werden kann. Dazu dient die Ahnensprechzeremonie, wobei ein spezieller Wächter für eine Person oder die ganze Familie angerufen wird.

* Krafttierreise

Krafttiere gehören zur schamanischen Reise und werden als Hüter und Beschützer angesehen, an deren Kraft sich der Schamane bedienen kann. Sie können männlich und weiblich sein und haben symbolischen Charakter. Bei der Krafttierreise geht es darum, das eigene Krafttier zu finden. Im Trancezustand kann uns das Krafttier bereits am Anfang der Reise begegnen und neu erscheinen oder als bekanntes Tier auftreten, das so auch die Erinnerung an die Kindheit weckt. Das Krafttier zeigt sich dabei so, wie wir es benötigen, und in unserem physischen und energetischen Gesundheitszustand in direkter Verbindung mit dem Totem. Das ermöglicht uns zu erkennen, ob wir krank sind und was zu unserer Heilung beiträgt. Jedes Tier ist dabei von Bedeutung und kann mit seinem Wesen Schutz bieten.

* Seelenanteilsrückholung

Im Schamanismus spielt der Seelenverlust eine entscheidende Rolle für die Ursache von verschiedenen Krankheiten. Dabei bleibt das Verlieren der Seele ein spiritueller Vorgang, der jedoch auch Auswirkungen auf Geist und Körper hat und Leiden verursacht. Ein Seelenverlust findet häufig statt, wenn schwere Krisen, ein Trauma, der Verlust durch Tod, Stress, Sucht, innerer Kampf oder eine Operation durchgemacht werden. Bei solchen Ereignissen trennt sich ein wesentlicher Teil unseres Selbst von der Lebensessenz und ermöglicht so das Weiterexistieren. Der Schmerz wird entsprechend verteilt und entfernt, breitet sich nur auf einen bestimmten Bereich aus, während der andere verschwindet. Das verursacht jedoch auch das Gefühl der Unvollkommenheit und eines verlorenen Ichs. Dieses wird dann durch eine schamanische Prozedur und Reise gesucht und zurückgeholt. Auch hier unterstützen Krafttiere die Rückholung.

* Nahtoderfahrung und Begleitung

Schamanen sehen den Tod nicht als Ende, sondern als einen Übergang in eine andere Wirklichkeit bzw. Dimension. Das Gespräch mit den Toten ist ihnen daher vertraut und kann auch eine Hilfe sein, um die Kommunikation zwischen den Zurückgebliebenen und dem Verstorbenen zu erleichtern oder eigene Todeserfahrungen zu verkraften und zu verinnerlichen. Eine emotionale Verbindung mit Verstorbenen ist manchmal stärker und manchmal schwächer. Das erschwert auch dem Toten selbst den Übergang in das Totenreich bzw. in die Unterwelt.

Einige Neo-Schamanen bieten diese Reise an, um den Toten zu erlösen oder eine kurzzeitige letzte Verständigung herzustellen und möglich zu machen, z. B. wenn es noch Dinge zu klären gibt oder ein Abschied notwendig ist. Der Schamane agiert hier als Nahtodbegleiter und Seelenführer und unterstützt die Reise in die andere Welt.

* Haus- und Grundstücksreinigung

Bevor in asiatischen Ländern ein Haus gebaut und bewohnt wird, muss der Bereich rituell gereinigt werden. Ähnliche Praktiken gibt es auch im Schamanismus. Fremdenergien wirken nicht nur auf den Menschen und seine Aura, sondern auch auf Häuser und Grundstücke. Die energetische Säuberung ermöglicht positive Energien und Glück für den Einzug.

Dazu wird das Alte gereinigt und Platz für das Neue geschaffen. Fremdenergien bestätigen sich durch Dinge, die verschwinden und wiederauftauchen oder ganz verloren gehen, durch offene Türen und Fenster, die ständig wieder aufgehen, obwohl sie geschlossen werden, durch Geräusche, Schlafprobleme, Albträume, Unwohlsein und weitere unerklärliche Vorgänge im Haus. Vertrieben werden die Fremdenergien durch Reinigung, Räucherung und die Verwendung von Trommeln und Rasseln im Ritual. Die Hilfe von Symbolen und Krafttieren erleichtert die Arbeit und bringt Haus und Grundstück wieder ins Gleichgewicht.

* Besetzungen

Wenn Menschen geschwächt, unaufmerksam oder durch ein traumatisches Erlebnis geschockt sind, verändert sich ihr energetisches Feld und öffnet auch den Raum für Fremdenergien. Sichtbar wird das durch vermehrte Erschöpfungszustände, Verhaltensveränderungen, Lustlosigkeit, ein geschwächtes Immunsystem und schwerwiegendere Erkrankungen. Im

Schamanismus wird auch in verschiedene Arten der Besetzung unterschieden. Das kann in Form von ausgestoßenen Flüchen und Verwünschungen sein, durch Anhaftung, Besessenheit oder durch das Klammern an unerlöste Seelen oder den Eintritt dieser in unser energetisches Energiefeld. Der Schamane muss diese Besetzungen dann auflösen oder heraussaugen. Die Fremdenergie wird dabei nicht als eine rein negative Quelle betrachtet, sondern eher als verirrte Seele, die zurückgeführt werden muss.

*** Wutarbeit**

Wut ist eine sehr starke und verzerrende Energie, die sich zwar auch gegen das Äußere richtet, dabei jedoch denjenigen, der so empfindet, am meisten verbrennt. Angestaute Wut verursacht dann weitere Probleme und auch Krankheiten. Hat sich Zorn erst einmal in größerer Menge angesammelt, leidet das Wohlempfinden, wobei nicht nur geistige, sondern auch körperliche Beschwerden auftreten. Im Schamanismus können Ärger und Wut gekühlt und bereinigt werden, wobei die eigene Hölle aufgelöst wird. Wird die Wut dazu in ihrem Ursprung identifiziert, verschwindet auch ihre Energiequelle. Über Trommelarbeit, Klangerlebnis, innere Reise und Findung kann der Schamane Hilfe leisten, um negative Energien zu beseitigen.

15. Die Kraft der Pflanzen und die Natur als vernetzter Lebensraum

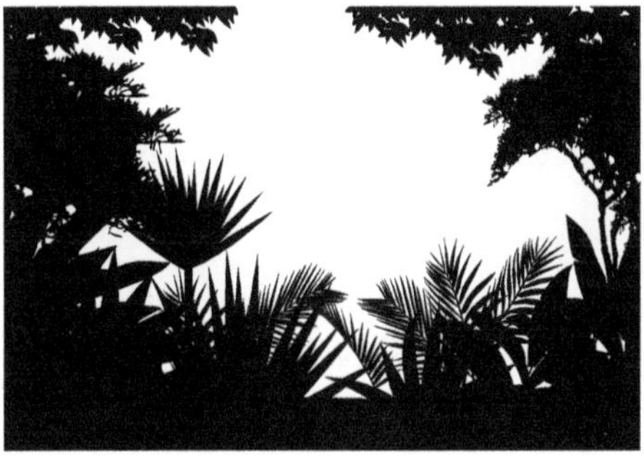

Ein Wald ist wie ein vernetzter Lebensraum, wobei Bäume, Pflanzen, Wurzeln, Pilze, Steine und Kräuter miteinander kommunizieren. Das schamanische Verständnis reicht hier tief und basiert auf uraltem Wissen. Da alles gleich beseelt ist, sind auch Pflanzen aktive Lebewesen oder können sogar Hilfsgeister sein, die eine ähnliche Stärke und Kraft wie Tiergeister oder Götter haben.

Pflanzen wachsen überall und können sowohl heilend als auch giftig sein, Früchte und Gemüse geben oder als Nachtschattengewächs andere Aufgaben erfüllen. Es gibt etliche verschiedene Sorten, wobei sie dem Menschen Wärme, Baumaterial, Sauerstoff und Nahrung bieten. Sie fungieren als Wächter und liefern die Substanzen für Heilung oder psychoaktive Wirkungen. Als Quelle der Kraft ist das Wissen um Pflanzen besonders alt und vertieft. Nicht umsonst heißt es, dass für jedes Leiden ein Kraut gewachsen ist. Gerade im medizinischen Bereich werden Wirkstoffe genutzt und auch nachgeahmt, indem eine synthetische Herstellung angestrebt ist.

Schamanen wiederum sehen in Pflanzen Hilfsgeister mit spirituellen Kräften, die ihre Energien zur Verfügung stellen. So etwas wie Unkraut oder eine schädliche Pflanze gibt es nicht. Auch der Anbau oder das künstliche Düngen wären keinerlei Mittel, um Pflanzen zu erhalten oder zu züchten. Vielmehr sind sie das Geschenk von Mutter Erde, dem entsprechend Respekt und Liebe entgegengebracht wird. Genutzt werden Pflanzen nur mit Demut und Achtung. Das gilt für die Blätter, Wurzeln, den Harz, die Rinde oder die Blüten. Der Schamane weiß dabei genau, was er tut und in welcher Dosis bestimmte psychoaktive oder giftige Pflanzen positiv genutzt werden können.

Für Rituale und die Heilung von Krankheiten spielen Pflanzen eine entscheidende Rolle, ermöglichen auch die Trance und Anderswelt-Reise. Da sie für all das ihren Körper und ihre Seele bereitstellen, ist der Umgang sehr persönlich, ebenso wie das Wissen über die einzelnen Pflanzen und ihre besonderen Eigenschaften und Funktionen umfangreich bleibt. Jeder Schamane kennt sich mit dem Lebensraum, dem Wachstum und der Wirkung von Pflanzen und Kräutern aus. Sie werden dabei auch in ihren Eigenschaften nicht getrennt und isoliert betrachtet, sondern ganzheitlich und synergetisch. Oft ist so eine spannende Kombination bestimmter Pflanzen möglich, die im Einzelnen beispielsweise giftig oder wirkungslos wären. Die genaue und spezielle Zusammensetzung dagegen entfaltet so ihre volle Energie und Kraft. Brauch ist auch, den Rausch durch die Vermischung von Pflanzen zu steigern, wenn eine tiefere Reise notwendig ist. Nur erfahrene Schamanen haben die Kontrolle über die als Drogen genutzten Heilkräuter, Wurzeln und Rinden. Sie werden häufig zu einem Sud gekocht, wobei auch das als Ritual gehandhabt wird und mit Beschwörung und Gesang zusammenfällt.

Pflanzen sind Helfer, Bruder und Schwester, Geist und Vertraute für Schamanen. Sie lehren den Menschen ebenso viel wie sie ihm etwas geben. Während der Mensch ein eigener Mikrokosmos und in sich abgeschlossen ist, bleiben Pflanzen makrokosmisch geöffnet. Sie sind nach außen umgestülpte Wesen und nicht geistig und seelisch in ein Gefäß inkarniert. Damit stehen sie explizit in direkter Verbindung mit allem und weisen kein individualisiertes Innenleben auf, auch wenn sie indirekt personifiziert werden. Schon ihre Form und Ausprägung ist vielseitig und faszinierend.

Bevor es darum jedoch geht, einen Kontakt zu einer Pflanze herzustellen oder sich in Teilen, die benötigt werden, an ihr und ihrem Körper zu bedienen, ist es wichtig, zunächst eine Verbindung zu ihr aufzubauen. Der Schamane ruft entsprechend den Pflanzengeist an, meditiert vor ihm oder bittet ihn um die Gabe. Er nimmt nie einfach, ohne dafür dankbar zu sein, und sorgt auch beim Pflanzen und Anbauen für eine Begegnung in Achtsamkeit. Besonders enge Beziehungen stellt er dann mit denen her, die für ihn wichtige Hilfsgeister sind.

Die Nutznießung und Ritualisierung von Pflanzen ist sehr alt. Bekannte Quellen sind aber auch dort zu finden, wo der Schamanismus als Hexenkunst längst verboten war, so bei den Heilmethoden christlicher Mönche im 9. Jahrhundert. Auch in Klöstern wurde von Krankheiten als Schlange gesprochen, die ein Wesen darstellt, das ausgetrieben werden muss. Dafür notwendig waren Zaubersprüche, Magie, das Anrufen von Geistern und die Bannung der Schlange durch rituelle Handlungen und Heilmittel. Hilfreich waren ebenfalls Kräuter und Zaubertränke aus Pflanzen.

In bestimmten Märchen und Legenden traditioneller Kulturen gibt es Sagengestalten, die Pflanzen sind, und in Norwegen ist die „Skogskra“ ein weiblicher Naturgeist, der in Wäldern lebt. Wird der Geist von vorne erblickt, ist er eine verführerische Frau. Wird er von hinten gesehen, ist er ein Baum. Dabei ist der Geist gleichzeitig wohltätig und gefährlich, wie es auch viele Pflanzen sind.

Meistens ist es im normalen Gebrauch einfach nur eine Frage der richtigen Dosis, wann ein Heilkraut eine positive Wirkung erzielt und wann es giftig wird. Pflanzen und Kräuter dienten in allen Zeiten für heilige und magische Zwecke.

Ähnlich, jedoch mit mehr Achtung, machten es die Schamanen, so dass sich ihre Heilkunst, obwohl schon sehr alt, bis heute erhalten hat. Dabei gibt es ökologische Zusammenhänge, die sichtbar oder verborgen sind. Wichtige Heilschulen und Teile der Traditionellen Chinesischen Medizin bauen auf das Wissen. Möglich sind so die Homöopathie oder die moderne Phytotherapie geworden. Eine wichtige Bedeutung haben auch die Herstellung von Tinkturen, Tees oder das Räuchern mit Kräutern. Einige glauben sogar, dass der bloße Spaziergang durch einen Wald schon heilende Kräfte hat. So weit hergeholt ist das Ganze nicht. Jeder von uns spürt in der Natur und in einem Wald eine eigenartig wohltuende Energie.

Die im Schamanismus beschworenen Pflanzengeister sind dabei wahre Lehrmeister. Bestimmte unter ihnen werden auch als Meisterpflanzen bezeichnet. Sie haben eine psychoaktive Wirkung oder sind vielseitig einsetzbar. Das Wissen um die spirituelle Ebene der Pflanze wird mit dem der alltäglichen Praxis vermengt. Genauso haben die Wirkstoffe bestimmter Pflanzen einen Einfluss auf das Gehirn und Nervensystem und gestatten so den näheren Kontakt durch Halluzinationen. Eine Aktivierung von bestimmten Rezeptoren verändert die Wahrnehmung und erlaubt auch das plötzliche Sehen von Biophotonen.

Jeremy Narby schreibt in seinem Buch „Die kosmische Schlange“, dass die Dimethyltryptaminmoleküle und das Nikotin der Pflanze Ayahuasca die jeweiligen Rezeptoren stimulieren. Dadurch entsteht eine Kaskade elektrochemischer Reaktionen im Neuron, wodurch die DNS angeregt wird und sogar sichtbare Wellen erzeugt, die dann als Halluzinationen von Schamanen wahrgenommen werden.

Die reine Pflanzenkommunikation findet jedoch auch durch die Emission von Biophotonen in allen lebenden Zellen statt. Das macht eine umfassendere Interaktion zwischen Mensch und Pflanze möglich, die tiefer greift und sogar wissenschaftlich erfasst ist. Trotzdem bleibt das alles sehr komplex.

Auch Pflanzen untereinander kommunizieren, wobei die Vernetzung besonders in Wäldern erahnbar ist. Ein Wald ist ein komplexes System aus miteinander verbundenen Wurzeln, Stämmen, Kronen und Blattwerk, über die eine ständige Wasser-, Nährstoff- und Lichtaufnahme erfolgt. Der lebende Kosmos sorgt auch für die eigene Erhaltung durch Zerfall und Erneuerung.

Es gibt eine Vernetzung über viele hunderte Quadratmeter, wobei nicht nur Bäume, sondern auch Sträucher, Gräser, Pilze und Kräuter miteinbezogen sind und dadurch eine energetische und chemische, sehr komplexe Signalübertragung stattfindet, die das Biotop reguliert und koordiniert. So kann es sein, dass bestimmte Bäume absterben und so das Material liefern, damit sich der Humus für alle erneuern kann und der Wald erhalten bleibt. Auch botanisch nachweisbar ist eine vegetabile Intelligenz, wobei der Waldboden dann das darstellt, was normalerweise unser Gehirn ausmacht. Milliarden Zellen werden innerhalb des Nervensystems aktiviert, erneuert und kontrolliert. Ähnliche Prozesse finden auch in der Natur statt, während der Schamane um diese Dinge weiß, da er sie als lebendigen Körper voraussetzt.

Das zeremonielle Berauschen durch Pflanzen und Pilze gehört dabei dazu und umfasst immer bestimmte Ereignisse, Wendepunkt und die Vereinigung zweier Menschen oder von Mensch und Schutzgeist oder Geburt und Tod. Es geht nicht darum, aus einer Welt zu flüchten, sondern seinen spirituellen Geist mit Hilfe der Pflanzenwirkung zu öffnet, die in der Regel psychoaktiv auch bewusstseinserweiternd ist. Schamanen verwenden dafür heilige Pflanzen, Kakteen, Pilze, Nachtschattengewächse und Kräuter. Diese werden rituell zubereitet, als Trank oder als Räucherung verwendet und verändern dann die Wahrnehmung oder haben eine heilende Wirkung. Durch Meisterpflanzen, die auch „Pflanzen der Götter" genannt werden, ist so der Zugang zur einer wahren Wirklichkeit möglich und nicht nur die Heilung körperlicher, sondern auch geistiger und seelischer Beschwerden.

Bei der schamanischen Heilarbeit ist die Kraft der Pflanzengeister dazu gedacht, Fremdenergien und Eindringliche zu beseitigen. Entscheidend sind dabei immer die enge Beziehung und der Kontakt zur Pflanze wie auch ein vertrauter Umgang mit ihr und ihrer Wirkung. Es gilt, den Geist der Pflanze so genau wie möglich kennenzulernen und zu wissen, wann Teile von ihr geeignet verwendet werden können. Das führt auch in einem tropischen oder europäischen Wald dazu, genau zu wissen, wann welche Pflanzen sinnvoll sind.

Interessanterweise verspüren viele Menschen ein vertrautes oder beschütztes Gefühl, wenn sie durch einen Wald laufen. Das mag an der geschlossenen Baumdecke liegen, wenn die Sonne nur in einzelnen Reflexen durchschimmert, oder an der tieferen Verbindung, die spürbar wird. In ähnlicher Weise können Pflanzen tatsächlich Einfluss auf die Stimmung und sogar den Stoffwechsel des Menschen nehmen, ohne berührt zu werden. Dabei gibt es Schamanen, die mit ganz unterschiedlichen Pflanzen arbeiten, z. B. mehr die Blüten oder die Wurzeln nutzen. Im Amazonasgebiet, wo die psychoaktiven Pflanzen auch jetzt noch vielseitig verwendet werden, unterscheidet man die Blumen-Schamanen, die Blumen und deren Inhaltsstoffe verwenden, die Tabak-Schamanen, die vor allen

Dingen Tabak und „Tabaca Rustica" nutzen, und die Baum-Schamanen, die Curanderos genannt werden und Meisterpflanzen verwenden. Letztere sind auch mit dem Tabak-Rauchen vertraut und können hier bereits in einen Zustand verfallen, der ihnen die Heilung möglich macht, ohne Pflanzen oder anderweitige Medizin zu verwenden. Rituale oder Reisen finden dabei fast immer im Dunklen, in Begleitung von Trommeln und Rasseln und nach langer Vorbesprechung statt.

Von bestimmten Meisterpflanzen wiederum erhalten Schamanen die direkte Konnektivität und Heilwirkung. In der Regel sind sie psychoaktiv und benötigen eine korrekte Dosis, um die Bewusstseinsveränderung besser lenken zu können. Es ist interessant, einige der wichtigsten einmal aufzulisten, die für traditionelle Schamanen von Bedeutung sind.

*** Tabak**

Bekannte allweltliche Pflanze, die Gelbbilsenkraut genannt und besonders in den Amazonasgebieten zur äußerlichen und innerlichen Anwendung und zu zeremoniellen Riten verwendet wird. Genutzt werden der Rauch, das Nikotin, der Teer und die Blätter. Mit Hilfe des Tabaks können Schamanen in andere Welten reisen. Als Pflanzengeist erscheint er häufig in der Gestalt einer Schlange. Kranke können durch Aufblasen des Tabakrauchs geheilt oder vor Fremdenergien geschützt werden.

Der Tabak öffnet das Tor zur anderen Welt, die dann jenseits von Raum und Zeit ist. Er kann als Absud getrunken oder auch durch die Nase als Pulver gezogen werden. Das verursacht einen Trancezustand, wobei der Geist weiterhin klar bleibt. Tabaksaft wird auch in die Augen geträufelt, um ein klares Sehen zu ermöglichen. Die frischen Blätter helfen u. a. bei Muskel- oder Kopfschmerzen.

*** Ayahuasca**

Die psychoaktive Pflanze ist die „Mutter der Heilpflanzen“ und vereint die Energie verschiedener Meisterpflanzen, so dass sie am häufigsten bei Schamanen in Gebrauch ist, um Bewusstseinszustände zu wechseln oder andere Aufgaben zu erfüllen. Sie hat ein mächtiges Wurzelwerk und breitet sich in einem großen Umfeld aus. Das ermöglicht ihr dann auch die Aufnahme anderer Pflanzenstoffe.

Auf der chemischen Skala ist die Pflanze ein kraftvoller Monoaminooxidase (MAO)-Hemmer, der im Menschen das körpereigene MAO-A deaktiviert. Das macht möglich, dass sogenannte Tryptamine von eigenem oder auch körperfremdem Dimethyltryptamin (DMT) nicht abgebaut werden, sondern die Blut-Hirnschranke überwinden. Dadurch hat Ayahuasca eine stimmungsaufhellende oder auch sedierende Wirkung. Das in der Pflanze enthaltene Harmin sorgt für das häufige Erbrechen und kann auch Zitteranfälle auslösen. Ayahuasca gibt es in verschiedenen Sorten mit unterschiedlicher Wirkung, so als Yage, Yana Puma, Boa oder Cielo.

Es gilt dabei, dass die Wirkung umso stärker ist, je älter die Pflanze ist. Sie kann nach 5 Jahren Wachstum geerntet und verwendet werden. Sie lässt sich für die schamanische Reise oder für Inkarnationen nutzen, aber auch zum Wahrsagen oder um in die Zukunft zu blicken. Sie wird „die Liane des Todes“ genannt, da sie starke Umwälzungsprozesse im Körper verursacht, während sie gleichzeitig Körper und Geist verbindet.

*** Chacruna**

Die Pflanze gehört in die Familie der „Rubicae“, wächst als Strauch und wird auch Sami Ruca oder Kawa genannt. In der traditionellen Anwendung wird sie dem Ayahuasca beigegeben, da sie DMT enthält und die Wirkung verstärkt. Schamanen beschreiben die Wirkung als ein Licht, das den Erkenntnisprozess einleitet. Die Pflanze hat Stacheln, die als besonders heilkräftig gelten. Die höchste Qualität hat Chacruna, wenn sie 9 Stacheln besitzt.

Genutzt werden ihre Blätter, die Früchte und Beeren, die rotfarbig sind und das meiste DMT enthalten. Dabei handelt es sich um einen körpereigenen Stoff, der auch im Augenblick des Todes im menschlichen Körper ausgeschüttet wird. Ein Ersatz für Chacruna ist Labios de la Mujer, eine orangefarbige und in der Blüte sehr schöne Pflanze, die umgangssprachlich die „Lippen der Frau" heißt.

*** Oje**

Bei Oje handelt es sich um einen Baum mit zylindrischem Stamm. Er kann eine Höhe bis zu 20 Meter erreichen und wächst an den Ufern von Flüssen. Er hat eine glatte und graufarbige Rinde, die Latex-Milch ausschüttet. Diese wird auch für Rituale genutzt, während ein wesentlich geringerer Anteil an Blüten und Blättern hinzugefügt wird. Die Milch hilft bei Rheuma, Schlangen- und Insektenbissen, kann aber auch als Antiparasitikum innen angewendet werden. Latex als Absud hilft gegen Übelkeit und Durchfall, senkt Fieber und ist gut bei Anämie.

*** Toé**

Toé hat als Pflanze einen sehr betörenden Duft und ist gelbfarbig. Sie wird dem Ayahuasca als Meisterpflanze beigemischt und sorgt dann für sehr starke Halluzinationen. Schamanen verarbeiten die Blüten und Blätter zu einem Sud und tragen ihn dann auf die Haut auf. Das gestattet eine tiefe innere Reise, wobei die Nutzung nur unter kenntnisreicher Führung möglich ist. Toé gehört auch zu den Helferspflanzen, die bei falscher Dosis tödlich sein kann. Nebenwirkungen können starke motorische Störungen,

Durchfall und Übelkeit sein. Dazu kommen beunruhigende Visionen, die einer Führung bedürfen.

* Sacha Ajo

Um mit den Geistern und Krafttieren eine direkte Verbindung aufzunehmen und mit ihnen den Kontakt zu halten, nutzen Schamanen diese Pflanze. Es handelt sich um eine Liane mit weißen und violetten Blüten. Sie riecht nach Knoblauch und ist so auch ein natürliches Würzmittel. Verwendet werden die Blätter, Wurzeln und Rinden. Äußerlich angewendet hat Sacha Ajo auch eine schmerzlindernde Wirkung. Sie ermöglicht das Sprechen mit Pflanzen und Bäumen.

* Chiric Sanango

Chiric Sanango ist eine Pflanze mit violetten Blüten und kleinen Früchten, die schwarz oder weiß sein können. Auch die Blätter sind beim schwarzen Chiric Sanango dunkler. Auf der spirituellen schamanischen Ebene hilft die Pflanze dabei, Krankheiten zu heilen, die durch Kälte entstanden sind, und öffnet den Sinn für die bedingungslose Liebe. Sie aktiviert die eigenen Talente und Kräfte und setzt Energien im Körper frei.

Der Schamane nutzt alle Pflanzenteile, von der Rinde zu den Blättern und Blüten bis zur Wurzel. Für die Einnahme ist eine vorherige strenge Diät notwendig. Nicht erlaubt sind Zucker, Fett und Salz, natürlich auch kein Alkohol. Nur ein erfahrener Heiler darf die Pflanze verwenden. Dazu kann sie Schwindel auslösen.

Die Verbindung zwischen Mensch und Pflanze in der Zeremonie

Bei der Einnahme gilt es immer, bestimmte Regeln zu befolgen und denjenigen, der sich auf die schamanische Reise begibt, zu begleiten und zu unterstützen, notfalls auch zurückzuführen. Während der Zustand sich verändert, ist besonders die Ich-Instanz spürbar, die immer intakt ist. Dadurch entsteht auch bei einer Veränderung der Wahrnehmung nicht das Gefühl einer Bedrohung oder Angst, obwohl bei falscher Anwendung die Gefährlichkeit wächst, verrückt werden zu können.

In einer durch Schamanen geleiteten Zeremonie dagegen bleibt der Geist gleichzeitig klar und existiert genauso in einer Form ohne Raum und Zeit. Die Wirkung zerstört die begrenzte Form des Körpers oder die äußere Gestalt. Der Geist bricht hervor und vermittelt Licht und Wahrheit. Der Denkvorgang ist dabei sehr sprunghaft und nicht mehr kontinuierlich. Die Reise kann dabei auch mehrere Stunden dauern und von Übelkeit begleitet sein. Die Rückkehr erfolgt dann mit angenehmer Erschöpfung und am nächsten Morgen geht es dem Anwender in der Regel wieder gut.

Viele Schamanen fühlen sich nicht als Mystiker oder Magier, sondern sprechen von sich selbst als spirituell Suchende, so dass ihnen die Reise hilft, neue Erkenntnisse zu sammeln, um dann ihr Wissen auch anderen zur Verfügung zu stellen. Pflanzen unterstützen den Prozess und gestatten tiefere Einsichten ohne die Gebundenheit an den Körper oder Verstand. Neben den genannten Meisterpflanzen gibt es verschiedene Ritual- und Reinigungspflanzen im Schamanismus. Dazu gehören z. B. Ajiote, Eisenkraut, Basilikum oder Llantén.

16. Schamanische Rituale

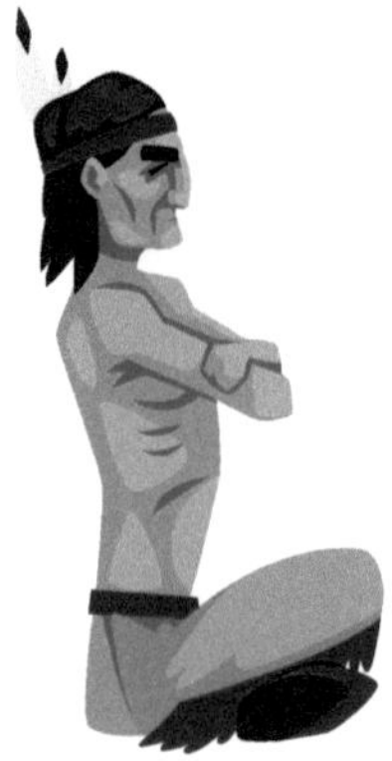

Der Schamanismus ist eines der ältesten Konzepte, die ganzheitlich wirken und die Heilkräfte der Natur nutzt, um das körperliche und seelische Wohl des Menschen zu ermöglichen. Krankheiten oder Schwierigkeiten entstehen nur, wenn Körperprozesse, Natur und Universum nicht in der Balance sind. Symbole und Krafttiere sind Begleiter auf der Reise, aber auch ein Talisman, der Schutz und Kraft im alltäglichen Leben gewährt. Daher sind auch Runen, Muscheln oder Edelsteine, besonders Quarzkristall, für Rituale geeignet, die Energien und Lebenskraft bündeln.

Wird ein Schamane mit einem bestimmten Anliegen konfrontiert, dann geht er bewusst einen veränderten Zustand ein und wechselt so die alltägliche gegen die nicht alltägliche Welt, um dort Geister zu konsultieren. Dazu greift er auf zahlreiche Techniken zurück oder ruft die Geister auch direkt an. Es geht darum, sie entweder in die mittlere Welt zu rufen oder ihnen in der anderen Welt zu begegnen. Traditionell gerufen werden Schamanen bei besonderen Ereignissen, wenn Körper und Geist aus dem Gleichgewicht geraten sind, wenn Störungen an einem Ort auftreten oder Gegenstände verloren gehen, wenn ein Seelenverlust vorliegt, was dann zu Krankheiten führt, oder wenn ein Tod eingetreten ist und die Seele ins Licht geleitet werden soll. Oft ist der Schamanismus eine Lösung, wenn andere Ansätze nicht erfolgreich waren, und basiert auch auf älteren Quellen. Möglich ist so z. B. ein wiedergefundener Zugang zu spirituellen Wurzeln und Kräften, die in Geist und Körper verloren gegangen sind. Das gilt besonders für Menschen der westlichen Welt, die von einer inneren Unruhe getrieben sind und den inneren Kontakt zu sich selbst verloren haben.

Neben der Trance und schamanischen Reise sind Rituale und Zeremonien wichtige Wegbegleiter in der schamanischen Welt. Dabei sind diese nach festgelegten Handlungen und Regeln aufgestellt, so dass der Austritt aus einer bekannten und irdischen Welt in eine spirituelle Ebene überhaupt möglich ist. Innerhalb eines Rituals wird Tanz, Gesang und Ekstase gelebt. Es ist möglich, eine Begegnung mit Ahnen und Tiergeistern zu kreieren oder spirituelle Kräfte zu nutzen. Im Ritual werden Ebenen sichtbar, die ansonsten nicht wahrgenommen werden. Im Grunde bedeutet eine Zeremonie nichts anderes als den Kontakt herzustellen und den Zugang zu anderen Welten und Sichtweisen zu öffnen.

Genutzt werden Energien, Frequenzen und Halluzinogene. Dabei ist ein Ritual zwar durch bestimmte Regeln aufgebaut, bleibt jedoch immer frei und individuell im jeweiligen Augenblick. Der Ablauf orientiert sich an alten Richtlinien, während jedoch die Umgebung, die Empfindungen und die Wahrnehmungen wechseln. Auch das, was der Schamane durch das Ritual bewirkt, ist weitgehend grenzenlos und überraschend. Seine Kunst ist es, sich in der Zeremonie und im veränderten Bewusstseinszustand zu orientieren. Jedes Ritual ist dabei eine Brücke, eine Übergangs- und Wandlungsphase.

16.1 Schamanische Räucherung

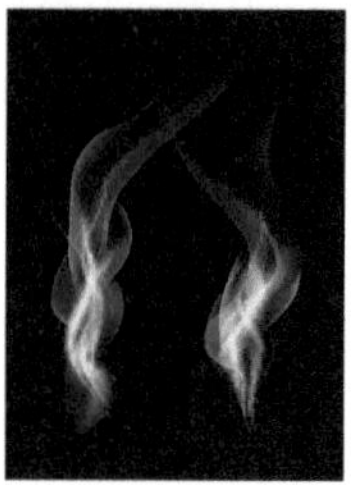

Das Ritual der Räucherung ist uralt und hat im Schamanismus noch einmal eine etwas andere Bedeutung. Der Einsatz verschiedener Räucherstoffe soll weniger als Aromatherapie wirken als vielmehr den Bewusstseinszustand ändern oder Räume und Orte reinigen. Diese Zeremonie ist nicht nur den Schamanen vertraut, sondern reicht bis in die Steinzeit zurück. Bekannt ist die Verwendung in Kirchen als Weihrauch oder zur Verringerung einer Ansteckungsgefahr bei schweren Krankheiten wie der Pest. Auch im Feng Shui ist das Räuchern dazu gedacht, eine energetische Reinigung vorzunehmen.

Für die schamanische Räucherung spielt, wie für die Krafttiere, das Medizinrad mit seinen vier Himmelsrichtungen eine Rolle. Der Rauch wird dabei nach Norden, Süden, Osten und Westen verteilt, während jede Himmelsrichtung auch einem bestimmten Element zugeordnet ist, entsprechend Feuer, Luft, Wasser und Erde. Daher wird die Räucherung mit symbolischen Hilfsmitteln vollführt. Für das Element Wasser verwenden Schamanen z. B. eine Muschel, für das Element Luft eine Feder, für das Feuer steht die Glut und für die Erde das Kraut oder der Räucherstoff, der benutzt wird. Oftmals ist dies Steppenbeifuß, ein Kraut mit stark reinigenden Eigenschaften. Es vertreibt vor allen Dingen negative Energien und Einflüsse.

Geräuchert wird auch, um den Geist zu öffnen oder in Kontakt mit Geistern zu treten. Hier helfen Palo Santo, der bekannte Mapacho-Tabak, Wacholder, Zedernholz, Salbei, Sweetgrass, Copal oder entheogene Substanzen, deren Duftstoffe auf die Psyche wirken. Verbrannt werden Hölzer, Wurzeln, Harze, Kräuter, Blätter und Blüten. Die Verteilung der Duft- und Rauchstoffe wird mit einem Fächer nach bestimmten Regeln eingeleitet. Jeder Schamane, der die Räucherung vornimmt, hat ein umfangreiches Pflanzenwissen. So können Erinnerungen heraufbeschworen oder der Bewusstseinszustand verändert werden.

Die Räucherung ermöglicht die Speicherung der Gerüche im Gedächtnis, so dass das Erlebte dann auch ohne Rauch aktiviert werden kann, wenn dafür Bedarf besteht. Erfahrungen können damit auch im Gedächtnis oder auf der mentalen Ebene fixiert werden.

16.2 Das Ayahuasca-Ritual

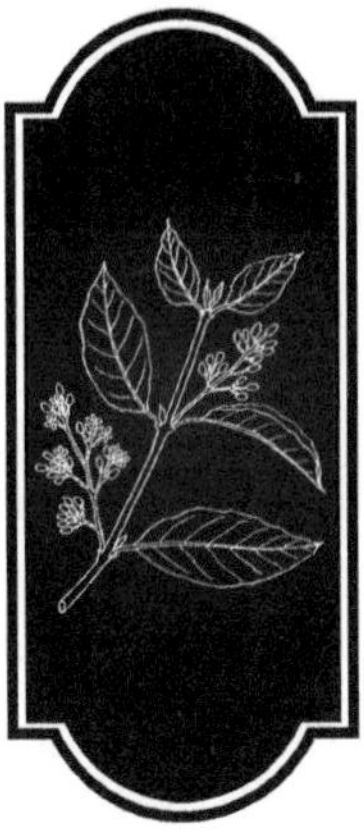

Im Amazonasgebiet erfreut sich Ayahuasca als psychoaktive Pflanze weiterhin großer Beliebtheit und hat dort als eigenständiges Ritual traditionellen

Charakter. Die Pflanze ist eines der intensivsten und stärksten Heilmittel. Es gilt nicht nur, die Wirkung auszuschöpfen, schon das Ritual selbst beginnt mit der Zubereitung nach eigenen Regeln. Da die Einnahme nicht ungefährlich ist, ist eine durchdachte Vorbereitungszeit auf die bevorstehende Bewusstseinsreise unabdingbar. Schon Tage vorher wird der Trank daher zubereitet und auch derjenige, der die Reise antreten möchte, geprüft und unterwiesen. Oft ist das Essen vorher nicht mehr erlaubt. Dazu erfordert die Einnahme des Tranks Menschen, die nüchtern bleiben und auf den Schamanen oder Reisenden aufpassen.

Für den Trank mit psychoaktiver Wirkung, die besonders Halluzinationen verursacht, werden die Blätter der Pflanze und Stücke der Liane (Jaguar und Schlange) gesäubert, zerkleinert und verrührt. Danach werden sie eingekocht, bis sie nur noch einen Bruchteil ihres eigentlichen Volumens aufweisen. Das gestattet zusätzlich, dass die aktiven Bestandteile genau abgemessen und abgemischt sind. Rituelle Gesänge begleiten die Prozedur. Der Dampf wird mit einem Fächer, dem Chacapa, im Wind verteilt.

Die Einnahme des Tranks findet dann in einer Ritualhütte statt. Die Teilnehmer versammeln sich, wenn die Abenddämmerung einsetzt. Mehr Wirkung wird dabei in Vollmondnächten erzielt. Jeder erhält seine Dosis, wobei diese individuell gewählt wird. Der Geschmack ist bitter und führt oft auch zum Erbrechen, wobei das gewünscht ist. Der Effekt bedeutet innerhalb des Rituals eine Körperreinigung, die dann auch auf die Seele übergeht.

Meistens setzt danach die Wirkung ein und wird entsprechend als Reise in die andere Welt empfunden. Sie wird durch Trommelschlag oder Gesang begleitet. Die spirituelle Erfahrung wird so durch akustische Reize gesteuert und kontrolliert. Auch der Weltenbaum ist in den aufkommenden Visionen neben der Begegnung mit Geistern ein zentrales Element. Er verkörpert immer den Aufstieg, die Treppe hinauf, von der Wurzel zur Krone, von der Unterwelt in die Oberwelt. Der Zugang zur Unterwelt erfolgt über die Wurzeln oder den hohlen Stamm als Tunnel. Der Zugang zur Oberwelt über die Baumkrone.

16.3 Die Schwitzhütte

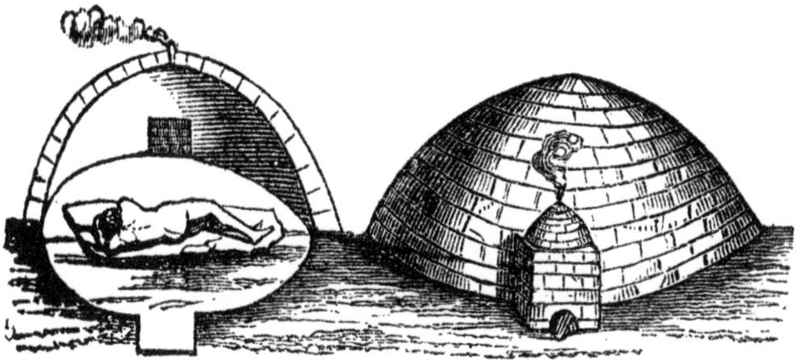

Die Schwitzhütte ist eines der bekanntesten Rituale und stammt nicht aus dem klassischen Schamanismus, sondern ist eine Prozedur des Neo-Schamanismus, auch wenn die nordamerikanischen Schamanen mit dem Ritual ebenfalls vertraut sind. Das Schwitzen bedeutet Reinigung und Entgiftung, die nicht nur den Körper, sondern auch Geist und Seele betrifft. Es geht darum, loszulassen, alte Denkmuster durch neue zu ersetzen, Kraft zu schöpfen und Visionen zu empfangen.

Die Schwitzhütte kann unterschiedlich gebaut werden und muss lediglich geschlossen sein, damit ein Aufguss möglich ist. Das Verfahren ist an der Tradition der Lakota orientiert, um durch Schwitzen die innere mit der äußeren Natur zu verbinden. Dabei wird das Ritual von Geistern und Spirits begleitet. Für die Schwitzhütte genügt ein Geflecht aus Weiden, das so gebunden wird, dass eine Kuppel entsteht. Darüber werden einige Lagen von Textildecken gelegt.

Entscheidend ist, dass es im Inneren dunkel ist, da, wie bereits gezeigt, die Dunkelheit eine bessere Führung gestattet und Teil vieler Zeremonien und Findungsreisen ist. In der Mitte der Schwitzhütte wird ein Loch gegraben und mit heißen Steinen versehen, die dann den Dampf entstehen lassen, wenn Wasser auf sie gegossen wird. Auch stellt es die Verbindung zur Natur und Mutter Erde dar und kann gleichzeitig ein Zugang zur anderen Welt sein. Über dem Loch wird geatmet, geschwiegen, gebetet und kommuniziert. Bei diesem Ritual findet eine Erneuerung des Selbst statt. Es kann mit einzelnen Personen oder in einer Gruppe umgesetzt werden.

Taufe, Hochzeit und Begräbnis

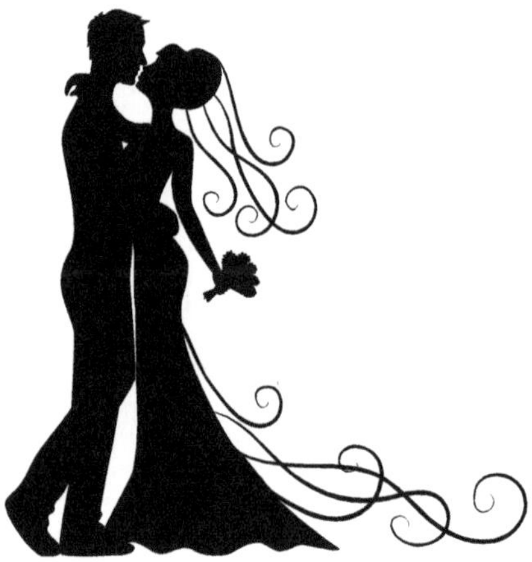

Wichtige Rituale sind im Schamanismus aber auch bekannte Zeremonien wie eine Taufe, eine Hochzeit oder ein Begräbnis, die natürlich etwas anders stattfinden als im herkömmlichen Sinne. Die schamanische Taufe als Ritual ist dazu gedacht, einem Kind Kraft, Halt und Struktur zu geben, ihm einen Namen und ein Krafttier zu vermitteln und es mit Liebe und Aufmerksamkeit zu verwöhnen. Der Name ist als Wegweiser gedacht und wird vom Universum verliehen. Die Namensgebung ist dann die Taufe als Ritual, wobei eine lichte Seele den Planeten gefunden hat und von den Eltern mit Dankbarkeit, Demut und Respekt willkommen geheißen wird. Es wird davon ausgegangen, dass wir uralte Seelen in uns tragen und so auch die vielen Schichten des Seins als Speicherquelle des Wissens vorhanden sind und genutzt werden können. Die Geisterseele im Kind kann aufgespürt und geleitet werden. Jeder Mensch macht dann seine eigenen Erfahrungen und erreicht eine höhere Stufe der Erkenntnis und Entwicklung.

Der Name eines Kindes hat daher nicht nur den üblichen Sinn der Wiedererkennung und Bezeichnung, sondern ist immer auch eine transzendentale Chiffre des jeweiligen Lebenswegs. Durch eine Änderung, so glauben die Schamamen, ändert sich dann auch der Weg. Trotzdem steht der Name seit Ewigkeiten fest und drückt dann nur die Verbindung mit dem Leben aus. Er ist ein Schlüssel für die Gaben und die jeweiligen Aufgaben. Auch die Eltern werden für das Kind vorher ausgewählt, so dass der inkarnierte Geist schon vor seiner Zeugung über sein zukünftiges Leben Kenntnisse hat, die dann zunächst mit der Geburt verloren gehen und wiedererweckt werden können. Das Ritual aktiviert die Restenergie.

Die Zeremonie erfolgt mittels ritueller Handlungen, Gebete und Anrufungen archetypischer Krafttiere. Dazu erhält das Kind bei der Taufe rituelle Gegenstände oder einen Talisman. Dieser speichert die Energie und hilft, die Bestimmung für das Leben transparenter zu machen. Die Seele wird so geschützt und unterstützt. Der Klang durch den Gesang dringt in den Geist ein. Dazu erhält das Kind über einen Farbbaum die ihm eigene Farbe aus Licht und wird gesalbt und gesegnet. Das Heilige Feuer bildet den Abschluss, das für das Kind entzündet wird.

Die Hochzeit ist eine wichtige Zeremonie und ermöglicht die Vereinigung zweier Menschen im Zeichen der Liebe und die Reinigung für den bevorstehenden gemeinsamen Weg. Schamanische Hochzeiten sind dann nicht durch die religiöse Ebene geprägt, sondern als Ritual der Wiederanbindung mit der Natur, den Ahnen und Naturwesen. Sie sind Erneuerungen und Verbindungen, die durch das Ritual mehr Kraft und Dauer erhalten sollen. Beide Ehepartner müssen dabei einen wachen und offenen Geist für die Zeremonie besitzen, denn diese ist dennoch heilig. Sie besteht aus Gebeten, Geisteranrufungen, Verbindungsgelübden und Geschenken, die Energie und Stärke vermitteln. Ein Schamane hält dabei auch eine Festrede, die auf das Brautpaar abgestimmt ist und ihm den Weg weisen kann. Eingeladen zur Hochzeit werden auch Krafttiere und Geister. Wer eine schamanische Hochzeit feiert, ist mit dem Lebensprinzip dann verbunden.

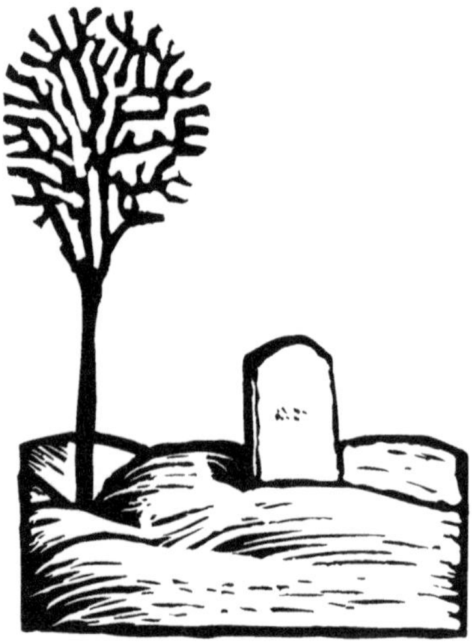

Ein Begräbnis ist immer mit Trauer und Abschied verbunden. Im Schamanismus fällt jedoch die Verzweiflung und Schwere weg, da das Wissen darum, dass sich eine Seele nun von ihrem Körper gelöst und befreit hat und in Licht aufgeht, Trost spendet. Im Gegenteil ist es aus schamanischer Sichtweise so, dass die Tränen der Angehörigen einen Verstorbenen und seine Seele oftmals aufhalten und an seinem Eintritt ins Licht hindern. Sie möchte die Last nehmen und bei den Trauernden bleiben, während die Angehörigen den Verstorbenen an sich binden. Die Schwierigkeit, jemanden loszulassen, bleibt immer bestehen, denn wir verlieren einen Menschen, wie wir ihn gekannt haben, und werden ihm in diesem Körper-Seelen-Geist-Konstrukt nicht wiederbegegnen. Trotzdem hat der Austritt aus diesem Leben durch Tod seinen ganz eigenen Sinn und ist ebenso vorherbestimmt.

Etwas einfacher ist es, wenn wir davon ausgehen, dass der Tod nur ein Übergang ist und mit ihm die Energie der Seele nicht endet. Er ist ähnlich wie ein Schlaf und ein darauffolgendes Erwachen. Das macht auch ein wirkliches Erkennen des eigenen Selbst bzw. der eigenen Seele möglich, was im Leben nicht immer möglich ist. Dabei hat jede Seele ihre eigenen Aufgaben und ihre eigene Zeit. Das Erdenleben dient entsprechend dafür, sich weiterzuentwickeln, Erkenntnisse zu sammeln und diese mitzunehmen und möglicherweise für ein neues Leben zu nutzen. Bei einem schamanischen Begräbnis wird die Seele in ihren Erfahrungen geehrt und ihr das Lösen vom Körper durch Rituale erleichtert. Es geht weniger um Trauer als um eine Lichtfeier, da die Seele in dieses eingehen muss. Sie ist ewig und unsterblich, tritt nur in einen neuen Lebensbereich über. Sie hat ihren Körper als Gefäß gewählt und soll diesen nun verlassen. Der Schamane als Führer arbeitet mit Farben, die in den Körper einwirken und Licht, Mut und Trost auch für die Menschen bereithält, die trauern. Das Schwarz typischer Beerdigungen fällt daher weg. Der Tod wird dabei auch nicht als ein negatives Ereignis aufgefasst. Der Schrecken wird ihm genommen, indem er als Abschluss eines Lebenszyklus gesehen wird, wobei die Seele auf der Erde ihr Licht hinterlassen hat und dafür noch einmal wertgeschätzt wird. Auch bei einem schamanischen Begräbnis hält der Schamane eine Rede, salbt und segnet den Körper, der dann mit einem Mutter-Erde-Ritual ins Grab gelassen wird.

Literatur

Carlo Castañeda (1988): Die Lehren des Don Juan: Ein Yaqui-Weg des Wissens. Fischer, Frankfurt am Main

Charles Tart (2001): States of Consciousness. iUniverse, Bloomington

C. G. Jung (2001): Gesammelte Werke. Patmos Verlag, Düsseldorf. 5. Auflage

don Jose Ruiz (2019): Wisdom of the Shamans: What the Ancient Masters Can Teach Us about Love and Life. Hierophant Publishing, San Antonio

don Jose Ruiz (2020): The Medicine Bag: Shamanic Rituals & Ceremonies for Personal Transformation. Hierophant Publishing, San Antonio

GUSTAV RÄNK (1967): Studies in Shamanism. Basierend auf einem schamanischen Vortrag in Åbo (1962). Shamanism as a Research Subject: 17-24. https://pdfs.semanticscholar.org/c2aa/9f52fb4fed8d13ca299a1bbbc5f9c5fc2ad5.pdf#page=17

Jeremy Narby (2001): Die kosmische Schlange. Klett-Cotta, Stuttgart

Klaus E. Müller (1997): Schamanismus. Heiler, Geister, Rituale. C. H. Beck, München

Lilli Heinemann (2017): Finde die Weisheit der Gebärmutter. https://www.zeit.de/kultur/2017-07/schamanismus-spiritualitaet-rituale-grossstadtleben-10nach8/seite-2

Marlene Dobkin de Rios (2002): What We Can Learn From Shamanic Healing: Brief Psychotherapy With Latino Immigrant Clients. https://www.ncbi.nlm.nih.gov/pmc/articles/PMC1447282/

Michael Harner (2013): Der Weg des Schamanen: Das praktische Grundlagenwerk des Schamanismus. Heyne Verlag, München

Mircea Eliade (2002): Geschichte der religiösen Ideen. Herder Verlag, Freiburg

Mircea Eliade (2006): Schamanismus und archaische Ekstasetechnik. Suhrkamp, Berlin. 1. Auflage

Padmasambhava (2008): Das tibetische Totenbuch. Arkana Verlag, München

Jim PathFinder Ewing (2008): Reiki Shamanism: A Guide to Out-of-Body Healing. Findhorn Press, Forres

Ross Heaven & Howard G. Charing (2006): Plant Spirit Shamanism: Traditional Techniques for Healing the Soul. Destiny Books, Bexhill-on-Sea

Sandra Ingerman (2008): Shamanic Journeying : A Beginner‘s Guide. Sounds True, Boulder

Sandra Ingerman (2018): Definition of Shamanism with Sandra Ingerman. Interview auf Youtube, ab Minute 8:21, https://youtu.be/ZCjJURznqFA

Thomas Dale Cowan (1996): Shamanism As a Spiritual Practice for Daily Life. Genealogical Services / Crossing Press

Vilmos Diószegi & Mircea Eliade (1999): Shamanism. https://www.britannica.com/topic/shamanism

Wiebke Hollersen (2013): Krafttiere am Kamin. https://www.spiegel.de/spiegelwissen/schamanin-ghesa-willerding-sucht-wege-in-die-parallelwelt-a-898626.html

HAFTUNGSAUSSCHLUSS

Dieses Buch enthält Meinungen und Ideen des Autors und hat die Absicht, Menschen hilfreiches und informatives Wissen zu vermitteln. Die enthaltenen Strategien passen möglicherweise nicht zu jedem Leser, und es gibt keine Garantie dafür, dass sie auch wirklich bei jedem funktionieren. Die Benutzung dieses Buchs und die Umsetzung der darin enthaltenden Informationen erfolgt ausdrücklich auf eigenes Risiko. Haftungsansprüche gegen den Autor für Schäden materieller oder ideeller Art, die durch die Nutzung oder Nichtnutzung der Informationen bzw. durch die Nutzung fehlerhafter und/oder unvollständiger Informationen verursacht wurden, sind ausdrücklich ausgeschlossen. Das Werk, inklusive aller Inhalte, gewährt keine Garantie oder Gewähr für Aktualität, Korrektheit, Vollständigkeit und Qualität der bereitgestellten Informationen. Druckfehler und Fehlinformationen können nicht vollständig ausgeschlossen werden.

MEDIZINISCHER HAFTUNGSAUSSCHLUSS

Die hier dargestellten Inhalte dienen ausschließlich der neutralen Information, Weiterbildung und Unterhaltung. Sie stellen keine Empfehlung oder Bewerbung der beschriebenen oder erwähnten diagnostischen Methoden oder Behandlungen dar. Der Text ersetzt keinesfalls eine medizinische Beratung durch einen Arzt oder Apotheker und er darf nicht als Basis zur eigenständigen Diagnose und Beginn, Änderung oder Beendigung einer Behandlung von Krankheiten verwendet werden. Bei gesundheitlichen Fragen, Beschwerden oder Problemen konsultieren Sie immer Ihren Arzt!

IMPRESSUM

Autor wird vertreten durch: David Brey

Anschrift: Meisterleinsplatz 12 90489 Nürnberg

Covergestaltung und –konzept: younesselh

Lektorat: Jörg Querner

Buchdesign: Balasubramanian Nambi

Illustrationen: depositphotos.com, Illustration 9: Michael Harner https://de.wikipedia.org/wiki/Datei:Michael_Harner_author_of_Cave_and_Cosmos.png veröffentlicht unter CC BY-SA 3.0

Jahr der Veröffentlichung: 2020

Verantwortlich für den Druck: Amazon Distribution GmbH, Leipzig

Printed in Poland
by Amazon Fulfillment
Poland Sp. z o.o., Wrocław

66220670R00085